COLLANA
RISORSE VITALI
5

J. MOREAU (de Tours)

L'HACHISCH

SENSIBILI ALLE FOGLIE

Jacques Joseph Moreau de Tours
Du l'hachisch et de l'aliénation mentale
Roma, SENSIBILI ALLE FOGLIE, maggio 1996
128 pagine
Collana Risorse Vitali 5 – Classici della Transe
ISBN 88-86323-48-4
Traduzione a cura di Renato Curcio e Maria Rita Prette

Via Enrico Dal Pozzo, 5/A – 00146 Roma
Tel. (06) 5577052/5587211 – Segr. e Fax (06) 5594044

INDICE

PRESENTAZIONE

Moreau de Tours (1804-1884) esercita a Tours, sua città di nascita, la professione di medico fino al 1830.

Nel 1841 pubblica a Parigi una Memoria sul trattamento dell'allucinazione mediante Datura Stramonio. Successivamente compie un viaggio in Oriente come accompagnatore di un suo facoltoso paziente. Ed incontra l'hachisch. Un incontro diretto, senza mediazioni, poiché Moreau non si limita a studiarne gli effetti su altri ma lo sperimenta anzitutto su se stesso.

Sono gli anni in cui in un cadente palazzo dell'isola di Saint-Louis, nel cuore di Parigi, Baudelaire, Théophile Gautier, Gerard De Nerval, Balzac, Aubert-Roche e lo stesso Moreau s'incontrano furtivamente per mangiare il dawamesc, un preparato dell'hachisch, e "aspettare l'allucinazione".[1]

Nel saggio *Du l'hachisch et de l'aliénation mentale*, pubblicato a Parigi nel 1845, da Librairie de Fortin, Masson et C.ie, Moreau raccoglie i risultati del suo lavoro e li propone dichiarando il metodo della sua ricerca. Metodo controcorrente nel mondo accademico francese ed europeo della prima metà dell'800, dominato dal positivismo. Eppure "l'osservazione intima", accompagnandosi all'osservazione delle altrui esperienze, consente a Moreau di descrivere un'ampia fenomenologia degli stati modificati di coscienza connessi all'hachisch e di elaborare una prima formulazione del concetto di dissociazione, fondamento essenziale del paradigma della transe.

Pierre Janet, a cui dobbiamo la prima consistente formulazione teorica di questo paradigma, del resto, in l'*Automatisme Psychologique*,[2] pubblicato a Parigi nel 1889 – e da noi ripubblicato in questa stessa collana nel 1996 – ha riconosciuto a Moreau il valore della sua intuizione. Ma occorre precisare che, se per Moreau allo stato di dissociazione corrisponde una disgregazione, una perdita dell'identità, per Janet, invece, esso è la condizione d'emergenza di una personalità seconda (o multipla) e dunque di una identità altra da quella che si esprime nello stato ordinario di coscienza.

Moreau, comunque, è un precursore del paradigma della transe anche per un altro motivo. Nello stato dissociativo conseguente al consumo di hachisch, egli osserva, una parte di sé resta in ogni caso vigile. Ed è appunto questo 'osservatore interno' della propria dissociazione che conserva la memoria dell'esperienza e, se sollecitato, la può riferire.

Ecco qui formulata la nozione di Osservatore nascosto nella transe che Ernest R. Hilgard,[3] autore di una teoria della neo-dissociazione elaborata a partire da ricerche sperimentali sull'ipnosi, proporrà soltanto nel 1977, più di cento anni dopo.

Moreau finisce la sua carriera alla Salpêtrière ma non si avvicina all'ambiente di Charcot da cui lo divide un'estraneità di sguardo sulla follia immediatamente evidente.

Il testo che qui pubblichiamo, mai tradotto nella nostra lingua, è oggetto oggi di una rinnovata attenzione da parte di chi si occupa in qualsiasi modo degli stati modificati di coscienza come risorse vitali. Ma ci auguriamo che esso possa soddisfare le esigenze di un pubblico assai più vasto poiché l'hachisch è una sostanza intorno a cui, anche ai nostri giorni, non sempre le parole spese nascono da un'effettiva conoscenza.

NOTE

1. Théophile Gautier, *Il club dei mangiatori di hascisc*, Milano 1979, Serra e Riva Editori

2. Janet Pierre, *L'Automatisme psychologique*, Paris 1889, Alcan; trad. it.: *Disaggregazione, Spiritismo, Doppie personalità*, Roma 1996, Sensibili alle foglie.

3. Hilgard Ernest R., *Divided Consciousness: multiples Controls in Human Thought an Action*, New York 1977, Wiley & Sons

CENNI STORICI

Come indica il titolo di questo libro, è in merito all'hachisch, o almeno all'influenza che questa sostanza esercita sulle facoltà intellettuali, che è stato composto il lavoro che consegno al pubblico.

Nel mondo medico l'hachisch è poco conosciuto. Aubert-Roche, nel suo libro *De la Peste, ou Typhus d'Orient* (1840), aveva già richiamato seriamente l'attenzione sull'hachisch. Nel 1841, nella mia memoria sul trattamento delle allucinazioni con la *datura stramonium*, mi proposi di far conoscere sommariamente gli effetti fisiologici di questa sostanza. È attraverso me stesso, e non soltanto tramite l'esperienza di altri, che ho iniziato a conoscere gli effetti dell'hachisch. Del resto, non ci sono altri modi di studiarli: l'osservazione, quando si esercita su altri, attinge soltanto le apparenze che nulla insegnano, e possono far cadere negli errori più grossolani.

Ci tengo a premettere, una volta per tutte, questa osservazione126 incontrovertibile. L'esperienza personale è qui il *criterio* della verità. Contesto a chiunque il diritto di parlare degli effetti dell'hachisch, se non ne ha fatto esperienza diretta, se non si è messo in condizione di poterli valutare tramite un uso sufficientemente prolungato.

Non ci si stupisca di sentirmi parlare così. Dopo il mio viaggio in Oriente, gli effetti dell'hachisch sono stati per me oggetto di uno studio serio e continuativo. Ogni volta che ho potuto, e in tutti i modi (un grande numero di colleghi, che potrei qui nominare, mi renderebbero questa testimonianza), mi sono sforzato di diffonderne la conoscenza nell'ambiente medico. Le mie parole sono state spesso accolte con incredulità; ma questa incredulità è venuta meno tutte le volte che, superando alcuni timori, naturali del resto, si è seguito il mio esempio e si è avuto il coraggio di sperimentare su se stessi.

Tutti coloro che hanno visitato l'Oriente sanno come l'uso dell'hachisch sia diffuso, soprattutto tra gli arabi, per i quali esso è diventato un bisogno non meno imperioso dell'oppio per i turchi e i cinesi, dei liquori alcolici per i popoli dell'Europa.

Hachisch è il nome della pianta il cui principio attivo forma la base delle diverse preparazioni inebrianti usate in Egitto, in Siria e generalmente in quasi tutti i paesi orientali. Questa pianta è conosciuta in India e nell'Asia meridionale, dove cresce spontaneamente. Si tratta di una specie di canapa che differisce molto poco dalla nostra canapa europea. I botanici l'hanno chiamata *Cannabis indica*. «Se la si esamina, – dice Aubert che, come noi, ha studiato l'hachisch sul posto – se si esaminano le foglie, i fiori, e i semi di questa pianta, si crederà di riconoscere una canapa cresciuta in una terra magra. L'hachisch è della stessa famiglia e dello stesso genere. Le foglie sono opposte, picciolate, a cinque divisioni profonde e acute. I fiori sono poco appariscenti. I maschi e le femmine esistono come nella canapa ordinaria. Il frutto è una piccola capsula contenente un solo seme. Il calice dei maschi è a cinque divisioni, a cinque stami; quello delle femmine, ad un solo pezzo. La radice è a fittone. La differenza tra la canapa e l'hachisch sta nel fusto, il quale ha un'altezza di due o tre piedi al massimo. Il fusto non è unico, ma ramoso dopo il piede. Le ramificazioni sono alternate; non si trovano sul fusto quei filamenti che si trovano sulla canapa. L'odore che diffonde l'hachisch è meno forte di quello della canapa: essa ha qualcosa di particolare» (*De la Peste*, p. 217).

Aggiungiamo che la filaccia dell'hachisch è troppo grossolana per poter essere facilmente impiegata dai cordai.

Tutto induce a credere che la specie di canapa naturalizzata in Europa sia stata importata dalla Cina. La canapa si trova nella Russia asiatica, fino alle frontiere dei due imperi, nel governatorato d'Irkontok. La pianta non è degenerata passando a nord dell'Altai. Le estati della Siberia le si addicono molto bene, e bastano per condurre il suo seme a completa maturazione. Poiché essa non differisce da quella che coltiviamo in Europa, se ne può dedurre che sia l'una che l'altra vengono dalla stessa terra natale, e questa terra non può essere che la Cina o qualche altro paese meridionale.

La preparazione più comune dell'hachisch, e che serve in qualche modo da base per quasi tutte le altre, è l'*estratto grasso*. Il modo di ottenerlo è molto semplice: si fanno bollire le foglie e i fiori della pianta con acqua a cui si è aggiunta una certa quantità di burro fresco; poi, essendosi il tutto ridotto con l'evaporazione alla consistenza di uno sciroppo, si passa in un panno (si filtra). Si ottiene così il burro intriso del principio attivo e impregnato di un colore verdastro assai pronunciato. Questo estratto, che non si prende mai da solo, a causa del suo gusto nauseabondo, serve alla confezione di differenti elettuari, di impasti, di pannelli, che ci si cura di aromatizzare con essenze di rosa o di gelsomino, al fine di mascherare l'odore sgradevole dell'estratto puro. L'elettuario più comunemente impiegato è quello che gli arabi chiamano *dawamesc*. Il suo colore e la sua consistenza gli conferiscono un aspetto poco piacevole, che ispira sempre qualche ripugnanza, almeno a noi europei. Tuttavia esso è piacevole al gusto, soprattutto quando è preparato da poco; con il tempo, ha l'inconveniente di diventare un po' rancido ma esso non perde alcuna delle sue proprietà: ne posseggo di preparato da una decina d'anni che conserva tutta la sua energia. Allo scopo di ottenere gli effetti che gli arabi cercano con ardore, a causa degli eccessi a cui si abbandonano, si mescolano a questo elettuario differenti sostanze afrodisiache, come la cannella, lo zenzero, il garofano, forse anche, come Aubert-Roche sembra portato a credere, la polvere di cantaride. Ho sentito dire da più persone che avevano viaggiato in India, che non si trova mai l'hachisch puro, ma sempre mescolato con le sostanze che ho appena nominato, o anche con l'oppio, l'estratto di *datura* e altre sostanze narcotiche. Si capisce che la mistura di queste differenti sostanze con l'hachisch ne modifica singolarmente gli effetti.

Le foglie dell'hachisch possono essere fumate con il tabacco; quando sono raccolte da poco, hanno un'azione rapida ed energica; essicandosi sembrano perdere tutte o quasi tutte le loro proprietà. Esse servono inoltre alla preparazione di una birra, i cui effetti sono troppo forti per non essere pericolosi. Aubert l'ha vista produrre accessi di furore.

Ho detto che il *dawamesc* era la preparazione più utilizzata, e i cui effetti erano i più sicuri. È anche quella che è più facile procurarsi, e che teme di meno le alterazioni del viaggio quando la si fa venire dall'Oriente.

È del dawamesc che ho fatto uso più spesso.

La sua azione è molto differente per ciascun individuo. La stessa dose, può produrre effetti estremamente diversi, almeno per quel che riguarda la loro intensità, a seconda degli individui. Non posso dire quali temperamenti, quali costituzioni risentono più vivamente della sua influenza. In generale, gli individui a temperamento bilioso-sanguigno mi sono sembrati i più impressionabili. Niente mi fa credere che l'hachisch abbia un'azione più pronunciata sulle donne che sugli uomini. Ho incontrato alcune persone sulle quali l'hachisch sembra non avere alcuna influenza. Esse resistevano a dosi tali che, in altri, avrebbero prodotto effetti molto intensi. Ho acquisito la certezza che con una certa forza di volontà si possono arrestare o almeno diminuire considerevolmente questi effetti, come si domina un impulso di collera. Vedremo più avanti come essi possono essere modificati dalle circostanze esteriori, dalle impressioni che ci vengono da fuori, dalle disposizioni d'animo in cui ci si trova.

Bisogna prendere l'hachisch a digiuno, o almeno diverse ore dopo aver mangiato; altrimenti i suoi effetti sono molto incerti o addirittura nulli. Il caffè sembra aiutare il loro sviluppo, ma ne abbrevia la durata, rendendoli momentaneamente più intensi.

In generale, ci vuole almeno una noce di *dawamesc*, vale a dire circa 30 grammi, per ottenere qualche risultato. Con la metà o soltanto un quarto di questa dose, si proverà una gaiezza più o meno viva, o anche un po' di ridarella; ma è soltanto con una dose molto più alta che si otterranno gli effetti designati generalmente, a Levante, con la parola italiana *fantasia.*

È indubbio che gli effetti dell'hachisch erano già conosciuti nella più remota antichità. Virey, in una memoria piena d'intelligente erudizione, inserita nel *Bulletin de Pharmacie* (1803), ha provato che la *Cannabis indica* era, molto probabilmente, la nepente di Omero. Diodoro Siculo (*Libro 1, sezione 2*) c'informa che gli egiziani hanno lasciato varie testimonianze sul soggiorno di Omero tra di loro, ed in particolare sulla bevanda ch'egli fa dare a Telemaco, da Elena, a casa di Menelao, per fargli dimenticare i suoi mali. Questa nepente, che il poeta finge che Elena abbia ricevuto da Polinnesta, moglie di Thoon, a Tebe, in Egitto, non è altro che il famoso rimedio usato dalle donne di Eliopoli, famose per aver custodito il rimedio per far svanire la collera e il dolore.

Nel Medio evo, il profitto che certi principi del Libano seppero trarre dalle proprietà dell'hachisch ha del meraviglioso.

Il viaggiatore Marco Polo, dice Sylvestre de Sacy, narra che il Vecchio della Montagna faceva educare dei ragazzi, scelti tra gli abitanti più robusti dei suoi dominii, per farne gli esecutori dei suoi barbari decreti. Tutta la loro educazione aveva lo scopo di convincerli che, obbedendo ciecamente agli ordini dei loro capi, essi si assicuravano dopo la morte il godimento di tutti i piaceri che possono solleticare i sensi. Per giungere a questo scopo, questo principe aveva fatto allestire dietro al suo palazzo dei giardini deliziosi. Là, dentro a padiglioni decorati di tutto ciò che il lusso asiatico può immaginare di più ricco e scintillante, abitavano delle ragazze molto graziose unicamente dedite ai piaceri di coloro ai quali erano destinati questi luoghi incantevoli. Fu là che i principi ismailiti fecero affluire i ragazzi che volevano trasformare in ciechi esecutori delle loro volontà. Dopo aver fatto bere loro una bevanda che li sprofondava nel sonno e li privava per qualche tempo dell'uso di tutte le loro facoltà, li introducevano in questi padiglioni degni dei giardini di Armida. Al loro risveglio, tutto ciò che colpiva le loro orecchie e i loro occhi li gettava in un rapimento che non lasciava alla ragione alcuno spazio.

Questa pozione meravigliosa non era altro, dice Jourdain, che l'hachisch, di cui il capo della setta conosceva le virtù, e il cui uso non si espanderà che nei secoli successivi.

Sylvestre de Sacy ha dimostrato, appurandolo su diversi testi arabi, che la parola *assassin* è la corruzione della parola *hachischin*, e che quest'ultima era stata usata per indicare gli ismailiti proprio perché essi facevano uso di un liquore inebriante chiamato hachisch.

«L'ebbrezza prodotta dall'hachisch – dice Michaud – getta in una sorta d'estasi simile a quella che gli orientali provano con l'uso dell'oppio. A seguito delle testimonianze di numerosi viaggiatori sappiamo con certezza che gli uomini caduti in questo stato di delirio immaginano di godersi i loro desideri, e gustare una felicità la cui acquisizione costa loro poco, ma il cui ricorso troppo spesso ripetuto altera l'organismo e conduce a marasmi e alla morte. Coloro che si abbandonano a queste pratiche sono ancora oggi chiamati *hachischins* o *hachaschins*; espressioni che indicano molto bene perché gli ismailiti sono stati chiamati dagli storici latini delle crociate talvolta *assissini*, talaltra *assassini*».

Si conosce la devozione fanatica che i prìncipi ismailiti sapevano ispirare ai loro subordinati servendosi delle illusioni di cui li circondavano. Questa devozione non veniva meno davanti a nessun ostacolo, né ad alcun sacrificio. Ad un segno della volontà del comandante, gli hachischins si precipitavano dall'alto di una torre, si gettavano nelle fiamme, si affondavano un pugnale nel cuore, oppure andavano, incuranti di pericoli e ostacoli di ogni sorta, a colpire, al centro dei loro palazzi, sui loro divani, anche se circondati dalle loro guardie, i capi nemici che il comandante aveva designato come loro obiettivi.

Sauvages (*Nosologie. Paraphrosynie magique. Delirium magicum*) descrive nel modo seguente gli effetti prodotti da una specie d'elettuario usato in India, e nella cui composizione rientra la canapa indiana. «Si raccontano – dice – molte cose favolose sulla virtù di questo filtro: si pretende, ad esempio, che abbia l'effetto di accecare un marito, quando un adultero è pronto ad entrare nel suo letto per sedurre sua moglie. Ma Kempfer ha visto molti di questi fatti; eccone alcuni: Nel Malabar, molte vergini, belle, ben vestite, e cresciute nel tempio dei brahmini, vengono portate in pubblico per propiziare il dio che presiede all'abbondanza e al bel tempo; quando il sacerdote legge la formula delle preghiere contenute nei libri sacri, queste ragazze cominciano a danzare, a saltare gridando, a ruotare le loro membra e i loro occhi, a emettere degli acuti e a fare delle orribili azioni. Si riconducono poi queste ragazze affaticate nel tempio; si fanno coricare, e, dopo aver dato loro un'altra pozione, per smorzare la forza della precedente, un'ora dopo vengono ricondotte in pubblico, sane di spirito, affinché i partecipanti sappiano che esse sono state liberate dai geni e credano che l'idolo (Wisnu) è stato placato.

Kempfer stesso ricevette, ad un pranzo con suoi amici, che l'accettarono anch'essi, una ciotola di un elettuario che era stato dato loro da qualcuno del Bengala. Quando lo bevvero, diventarono singolarmente gai; si misero a ridere e ad abbracciarsi; quando venne la notte salirono a cavallo e sembrò loro di volare in aria, sulle ali di Pegaso, e d'essere circondati dai colori di molti arcobaleni. Arrivati a casa, mangiarono con appetito vorace ciò che gli venne dato e il giorno dopo si trovarono sani di corpo e di spirito».

Nel 1841, quando pubblicai la mia memoria sulle allucinazioni, non avevo ancora potuto studiare gli effetti dell'hachisch che in maniera imperfetta. In seguito ho fatto moltissime esperienze dirette e ne ho osservate molte altre su amici e colleghi. In quest'opera avrò occasione di presentarne i risultati principali. Comincerò con il racconto di due *fantasie*, le più complete che ho potuto osservare su altri. Per la prima, trascriverò, *parola per parola*, le note che mi sono state rimesse dalla persona che ha vissuto l'esperienza. Si noterà un certo disordine nella redazione che non ho voluto correggere; esse sono state scritte poco dopo l'accesso, di cui risentono ancora un poco.

«Giovedì 5 dicembre. Avevo preso dell'hachisch, conoscendone gli effetti, non per esperienza, ma perché una persona che aveva visitato l'Oriente me ne aveva parlato, e attendevo, tranquillo, il felice delirio che doveva impadronirsi di me. Mi misi a tavola, dopo aver trangugiato questa pasta che non mi parve affatto, come altri hanno detto, "deliziosa". Mangiando delle ostriche, mi prese un accesso di ridarella che si calmò immediatamente non appena riportai la mia attenzione su due altre persone che, come me, avevano voluto assaggiare la sostanza orientale, e che vedevano già una testa di leone nel loro piatto. Rimasi abbastanza calmo fino alla fine del pranzo; poi afferrai un cucchiaio e mi misi in guardia contro un vaso di marmellata con cui immaginai un duello, e lasciai la sala da pranzo scoppiando a ridere. Presto provai il bisogno di ascoltare, di fare della musica; mi misi al piano e cominciai a suonare un'aria del *Domino noir*, m'interruppi dopo poche battute poiché uno spettacolo veramente diabolico si offriva ai miei occhi: ho creduto di vedere il ritratto di mio fratello, che era sopra al piano, animarsi e presentarmi una coda forcuta, tutta nera, con appese tre lanterne, una rossa, una verde e una bianca. Questa apparizione mi si presentò più volte nel corso della serata. Ero seduto su un canapé: "Perché, gridai improvvisamente, m'inchiodate le membra? Mi sento diventare di piombo. Ah! Come sono pesante!" Mi presero le mani per farmi alzare e caddi pesantemente a terra; mi prosternai alla maniera dei musulmani, dicendo "Padre mio, io m'accuso...", come se cominciassi una confessione. Mi rialzarono e avvenne in me un cambiamento improvviso.

Ballai una polka con uno scaldapiedi; imitai i gesti e la voce di alcuni attori, tra cui Ravel e Grassot, che avevo visto, pochi giorni prima, nello spettacolo l'*Étourneau*. Dal teatro il pensiero mi trasportò al ballo dell'Opera; il mondo, il rumore, le luci, mi esaltarono al massimo; dopo mille discorsi incoerenti, gesticolando, gridando come tutte le maschere che credevo di vedere, mi diressi verso la porta di una stanza vicina che non era illuminata.

Allora accadde in me qualcosa di spaventoso: soffocai, asfissiai, caddi dentro un pozzo immenso, senza fine, il pozzo di Bicêtre. Come un annegato che cerca la sua salvezza in una debole canna cui vuole aggrapparsi, anch'io volevo aggrapparmi alle pietre che rivestivano il pozzo; ma esse precipitavano con me in questo abisso senza fondo. Questa sensazione fu penosa, ma durò poco, perché gridai "Cado dentro un pozzo", e mi riportarono nella stanza che avevo lasciato. La mia prima parola fu questa "Sono stupido! Prendo questo per un pozzo, e sono al ballo dell'Opera!" Urtai contro uno sgabello; mi sembrò che fosse una maschera che, coricata per terra, danzava in modo sconveniente, e pregai un agente di arrestarla. Chiesi da bere, si misero a cercare un limone per fare della limonata, e io raccomandai alla cameriera di non prenderlo giallo come lei, visto che mi appariva di color arancione.

Passai rapidamente le mani nei capelli; sentii milioni di insetti divorarmi la testa; mandai a cercare il mio ostetrico, che era in quel momento dalla signora B., per aiutare la femmina di uno di questi insetti che stava partorendo e aveva scelto come letto di dolore il terzo capello a sinistra della mia fronte; dopo un travaglio penoso, l'animale mise al mondo sette piccole creature. Parlai di persone che non vedevo da molti anni, ricordai un pranzo a cui avevo partecipato, cinque anni prima, in Champagne; vidi i personaggi: il generale H. serviva un pesce contornato di fiori; aveva alla sua sinistra il signor K.; essi erano davanti ai miei occhi, e, cosa inaudita, sentivo di essere a casa mia, mentre tutto ciò che vedevo era successo in un tempo lontano; tuttavia essi mi sembravano lì. Cosa provai quindi?

Ma vissi una felicità inebriante, un delirio che solo il cuore di una madre può comprendere, quando vidi il mio bambino, il mio tanto amato figlio in un cielo blu e argento. Aveva delle ali bianche bordate di rosa, mi sorrideva e mostrava due graziosi denti bianchi di cui spiai la nascita con tanta sollecitudine; era circondato da molti bambini che come lui avevano ali e volteggiavano in questo bel cielo blu; ma mio figlio era il più bello; mi sorrideva e tendeva le sue braccine come per chiamarmi a sé. Tuttavia questa dolce visione svanì come le altre e io caddi dall'alto del cielo che l'hachisch mi aveva fatto intravvedere nel paese delle lanterne. Era un paese in cui gli umani, le case, gli alberi, le strade, erano delle lanterne esattamente uguali ai vetri colorati che rischiaravano i Champs-Elysées il 29 luglio scorso. Ciò mi ricordava anche il balletto di Chao-Kang che avevo visto al teatro nautico, quand'ero bambino. Queste lanterne camminavano, danzavano, s'agitavano senza sosta, e al centro apparivano più brillanti delle altre tre lanterne, quelle che ornavano la pretesa coda di mio fratello. Vidi soprattutto una luce che danzava incessantemente davanti ai miei occhi (causata dalla fiamma del carbone che bruciava nel caminetto). Coprirono il fuoco con la cenere. "Oh! – dissi io. Volete spegnere la mia lanterna, ma essa sta tornando". In effetti la fiamma vacillò di nuovo, e io vidi danzare la mia luce, che divenne verde, da bianca che era.

I miei occhi erano sempre chiusi per una sorta di contrazione nervosa; mi bruciavano molto; cercai di capire perché, e non tardai a scoprire che il mio domestico mi aveva incerato gli occhi con l'encausto e me li stava lucidando con una spazzola; era un motivo più che sufficiente per spiegare il malessere che provavo in quel punto.

Bevvi un bicchiere di limonata, poi, di colpo, non saprei dire a che proposito, l'immaginazione, mia graziosa fata, mi trasportò in piena Senna, ai bagni Ouarnier. Volevo nuotare e provai ancora un momento di crudele emozione sentendomi affondare sott'acqua; più volevo gridare, più ingoiavo acqua, fino a che un'amica venne in mio soccorso e mi riportò alla superficie; intravidi tra le tende del bagno mio fratello, che passeggiava sul ponte delle Arti.

Venti volte fui sul punto di commettere delle indiscrezioni; ma mi fermavo dicendo: "Sto per parlare, ma bisogna che taccia". Non posso descrivere le mille idee fantastiche che attraversarono il mio cervello durante le tre ore in cui fui sotto l'influsso dell'hachisch; esse sembravano troppo bizzarre perché le si potesse credere sincere; le persone presenti dubitavano, e chiedevano se mi stavo prendendo gioco di loro. Le mie grida, i miei canti, svegliarono mio figlio, che dormiva in braccio a mia madre. La sua vocina, che sentivo piangere, mi riportò a me stesso e mi avvicinai a lui; l'abbracciai come se fossi nel mio stato naturale. Ma poi, temendo qualche crisi mi allontanai da lui, e dissi allora che egli non mi apparteneva, che era il figlio di una signora che conoscevo, la quale in realtà non ha figli ed è invidiosa del mio.

Ed ancora, andai a fare delle visite; discussi, mi feci le domande e mi diedi le risposte; andai al bar, chiesi un gelato, trovai che i camerieri avevano l'aria stupida, etc. Dopo queste passeggiate, nelle quali avevo incontrato il tale e il talaltro, il cui naso si allungava smisuratamente, benché fosse già ragionevolmente grosso, rientrai a casa dicendo: "Oh! Guardate che grosso topo si muove sulla testa di B". Nello stesso istante, il topo si gonfiò e divenne enorme come quello che compare nello spettacolo fantastico *Sept Châteaux du Diable.* Lo vidi, avrei giurato che il topo passeggiava realmente sulla testa dove l'avevo così singolarmente inquadrato; guardavo il berretto di una signora presente, sapevo che era realmente lì, mentre la signora B. non era che un essere immaginario; ma tuttavia posso affermare di averla vista».

Uno dei nostri scrittori più illustri, Théophile Gautier, aveva sentito parlare degli effetti dell'hachisch. Egli mi espresse il desiderio di poter giudicare da sé, pur confessando di essere poco disposto a credervi. Mi affrettai a soddisfarlo, convinto che sarebbe bastato qualche grammo di *dawamesc* per fare piazza pulita delle sue prevenzioni. In effetti, l'azione dell'hachisch fu viva e sorprendente, tanto più che colui che la provava non la temeva molto ed era, per così dire, preso alla sprovvista.

Gautier rende conto su un giornale (*La Presse*) dei principali episodi della *fantasia* a cui ha preso parte. L'hachisch non poteva trovare più degno interprete che la sua immaginazione poetica; i suoi effetti non potevano essere dipinti con colori più vivi. Bisogna aggiungere che lo stile brillante, e forse anche un po' di esagerazione nella forma, non devono assolutamente far dubitare della veracità dello scrittore, che, in definitiva, non fa che esprimere delle sensazioni familiari a coloro che hanno qualche esperienza di hachisch.

«Da sempre – dice Théophile Gautier – gli orientali, la cui religione proibisce l'uso del vino, hanno cercato di soddisfare, con diversi preparati, quel bisogno di eccitamento intellettuale che è comune a tutti i popoli, e che le nazioni dell'Occidente cercano di saziare con gli alcolici e le bevande fermentate. Nell'uomo, il desiderio dell'ideale è tanto forte da far sì che egli si sforzi quanto può per allentare i legami che vincolano l'anima al corpo; e dato che l'estasi non è alla portata di tutte le nature, beve dell'allegria, fuma dell'oblio e mangia un po' di follia, sotto le forme del vino, del tabacco e dell'hachisch. Che strano problema! Un po' di liquore rosso, una boccata di fumo, una cucchiaiata d'una pasta verdastra, e l'anima, quest'essenza impalpabile, viene istantaneamente modificata; le persone più serie fanno mille stravaganze; le parole sgorgano involontariamente dalla bocca dei taciturni: Eraclito scoppia a ridere, e Democrito piange. (...)

Nel giro di pochi minuti, m'invase un torpore generale. Mi sembrò che il mio corpo si dissolvesse e diventasse trasparente. Vedevo distintamente nel mio petto l'hachisch che avevo mangiato, sotto forma d'uno smeraldo da cui si sprigionavano milioni di piccole scintille.[1] Le ciglia dei miei occhi s'allungavano indefinitamente, arrotolandosi come fili d'oro su piccoli arcolai d'avorio che giravano da soli con sconcertante rapidità. Intorno a me vedevo crolli e colate di gemme di tutti i colori, arabeschi, florilegi continuamente cangianti che non potrei paragonare a niente meglio che ai giochi del caleidoscopio; vedevo ancora i miei compagni, in certi momenti, ma sfigurati, metà uomini e metà piante, con arie pensierose da ibis ritto su una zampa, da struzzo che sbatte le ali, così strani che mi torsi dal ridere nel mio cantuccio e che, per unirmi alla buffonaggine dello spettacolo, mi misi a lanciare i cuscini in aria, riacchiappandoli e facendoli ruotare con la rapidità di un giocoliere indiano. Uno di questi signori mi rivolse un discorso in italiano, che l'hachisch, con la sua potenza, mi tradusse in spagnolo. Le domande e le risposte erano quasi ragionevoli, e vertevano su cose indifferenti, novità di teatro o di letteratura.

Il primo accesso giunse alla fine. Dopo qualche minuto mi ritrovai con tutto il mio autocontrollo, senza mal di testa, senza alcuno dei sintomi che accompagnano l'ebbrezza da vino, e molto stupito di ciò che mi era successo.

Dopo appena una mezz'ora ricaddi sotto il dominio dell'hachisch. Questa volta la visione fu più complicata e più straordinaria. In un'aria confusamente luminosa volteggiavano, miliardi di farfalle le cui ali frusciavano come ventagli. Giganteschi fiori con il calice di cristallo, enormi malverose, gigli d'oro e d'argento salivano e sbocciavano intorno a me, con un crepitio simile a quello dei fuochi artificiali. Il mio udito si era prodigiosamente sviluppato: sentivo il rumore dei colori. Suoni verdi, rossi, blu, gialli, m'arrivavano su onde perfettamente distinte. Un bicchiere rovesciato, lo scricchiolio di una poltrona, una parola pronunciata a bassa voce, vibravano e risuonavano in me come rombi di tuoni; la mia stessa voce mi sembrava così forte che, per paura di far crollare i muri o di scoppiare come una bomba non osavo parlare. Più di cinquecento pendole mi cantavano l'ora con le loro voci flautate, squillanti, argentine. Ogni oggetto sfiorato rendeva una nota d'armonica o d'arpa eolia. Nuotavo in un oceano di sonorità dove fluttuavano, come lampi di luce, alcuni motivi della *Lucia* e del *Barbiere*.

Mai una simile beatitudine mi aveva inondato dei suoi effluvi; ero così confuso nell'onda, così assente a me stesso, così libero dall'io, questo odioso testimone che ci accompagna ovunque, che ho compreso per la prima volta quale possa essere l'esistenza degli spiriti elementari, degli angeli e delle anime separate dal corpo. Ero come una spugna in mezzo al mare: in ogni istante, flussi di felicità mi attraversavano, entrando e uscendo dai miei pori; poiché ero diventato permeabile, e fino al minimo vaso capillare, tutto il mio essere s'intrise del colore dell'ambiente fantastico in cui ero immerso. I suoni, i profumi, la luce, mi arrivavano attraverso una moltitudine di tubicini sottili come capelli, nei quali sentivo soffiare correnti magnetiche.

Secondo i miei calcoli, questo stato durò circa trecento anni, poiché le sensazioni vi si succedettero talmente numerose e serrate, che la percezione reale del tempo era impossibile. Passato l'accesso, vidi che era durato un quarto d'ora.

Ciò che è particolare nell'ebbrezza da hachisch, è la sua discontinuità; essa vi prende e vi lascia, vi porta in cielo e vi rimette in terra, senza transizione. Come nella follia, si hanno dei momenti di lucidità.

Un terzo accesso, l'ultimo e il più bizzarro concluse la mia serata orientale: questa volta, la mia vista si sdoppiò.

Due immagini di ciascun oggetto si riflettevano sulla mia retina e producevano una simmetria completa, ma ben presto, la pasta magica, digerita del tutto, agì con più forza sul mio cervello e io divenni completamente folle per un'ora. Immaginai tutte le chimere pantagrueliche: capre-mulo, grutacchini, oche imbrigliate, liocorni, grifoni, scrofolacce, tutto il serraglio dei sogni mostruosi trottava, saltellava, svolazzava e strideva nella stanza. (...)

Le visioni divennero così barocche che mi prese il desiderio di disegnarle; in meno di cinque minuti feci il ritratto del dottor X, che mi appariva seduto al piano, vestito da turco, un sole sul dietro della veste. Le note sono rappresentate sfuggenti dalla tastiera sotto forma di razzi e di spirali capricciosamente disegnate a fisarmonica.[2]

Un altro schizzo, recante la didascalia 'un animale dell'avvenire' rappresenta una locomotiva vivente con un collo di cigno che finisce in una gola di serpente, da cui sgorgano fiotti di fumo, con delle zampe mostruose, composte di ruote e di pulegge; ciascun paio di ruote è accompagnato da un paio d'ali e, sulla coda dell'animale, si vede l'antico Mercurio che si riconosce sconfitto malgrado i suoi calzari alati. Grazie all'hachisch ho potuto fare in seguito, dal vero, il ritratto di un folletto. Fino ad allora, io li sentivo soltanto gemere e agitarsi la notte, nella mia vecchia credenza.

Ma basta adesso con le follie. Per raccontare tutta intera un'allucinazione dell'hachisch, ci vorrebbe un grosso volume, e un semplice cronista non può permettersi di riscrivere l'Apocalisse».

NOTE

1. Un giovane medico credeva di vedere il fluido nervoso circolare nelle ramificazioni del plesso solare.

2. In effetti, è notevole come, nell'hachisch, lo spirito è portato a trasformare tutte le sue sensazioni, a rivestirle di forme palpabili, tangibili, a materializzarle, per così dire!

FISIOLOGIA

INTRODUZIONE

All'inizio, ciò che mi ha spinto a sperimentare su me stesso gli effetti dell'hachisch è stata soprattutto la curiosità. Successivamente, non ho alcuna difficoltà a riconoscerlo, ho fatto fatica ad accettare i ricordi irritanti delle sensazioni di cui gli ero stato debitore. Ma mi sia permesso d'aggiungere che, in principio, ero mosso anche da altri motivi. Ecco questi motivi.

Avevo visto nell'hachisch, o piuttosto nella sua azione sulle facoltà morali, un mezzo potente, unico, d'esplorazione della patogenia mentale; mi ero persuaso che attraverso essa ci si poteva iniziare ai misteri dell'alienazione, risalire alla fonte nascosta dei suoi disordini, così numerosi, vari, strani, che abitudinariamente designiamo con il nome collettivo di *follia.*

Può darsi che si ritenga presuntuosamente ardito questo mio esprimermi con tanta sicurezza su un soggetto che, in generale, gli uomini detti positivi evitano perfino d'abbordare relegandolo nel dominio d'una nebulosa metafisica.

Questa sicurezza, che riconosco, sarà legittimata, io spero, dalle ricerche coscienziose a cui questo lavoro è dedicato, poiché si vedrà che essa si fonda, non su ragionamenti o deduzioni di cui è sempre lecito diffidare, ma su fatti che nessun dubbio, nessuna incertezza potranno scalfire, su fatti semplici ed evidenti d'osservazione interiore.

Come si vedrà in seguito, non ho avuto bisogno che di ricalcare, in qualche modo, i fenomeni essenziali del delirio su quelli sviluppati dall'uso di hachisch, applicando ai primi il metodo di spiegazione che l'esame di ciò che mi accadeva mi forniva per i secondi.[1]

In questo modo, e guidato esclusivamente dall'osservazione, ma da quel genere di osservazione che deriva soltanto dalla coscienza o dal senso intimo, ho creduto di poter risalire alla fonte primigenia di tutto il fenomeno fondamentale del delirio.

C'è un fatto che mi è parso essere quello *primitivo* e *generatore* di tutti gli altri: l'ho chiamato *fatto primordiale.*

In secondo luogo ho dovuto ammettere, per il delirio in generale, una natura psicologica, non solamente analoga, ma *assolutamente identica* a quella dello stato di sogno.

Questa identità di natura che sfugge all'osservazione esteriore, vale a dire che si esercita solo sugli altri, è chiaramente constatata, e posso dire percepita nell'osservazione intima.

Spero di evitare, esponendo le ricerche intraprese, l'aridità e la sterilità, che si potrebbero forse temere, poiché si tratta di psicologia.

Gravi e numerose lacune esistono ancora nella storia dei sintomi dell'alienazione mentale.

Molti alienisti hanno, con il loro bisturi investigatore, interrogato le cause materiali della follia, cercato nella profondità degli organi per scoprire il granello di sabbia che inceppa la macchina intellettuale; hanno domandato alla disposizione delle molecole cerebrali la spiegazione dei disordini del pensiero.

La maggioranza ha descritto con cura i sintomi infinitamente vari che avevano loro offerto i numerosi malati intorno ai quali avevano vissuto molto tempo. Ma non so di alcuno che, parlando della follia, ci abbia trasmesso i risultati della sua esperienza personale, l'abbia descritta a partire da percezioni e sensazioni sue proprie.

Potrebbe quindi restare qualche cosa da fare sotto questo profilo.

Di più, si conosce tutta l'incertezza che regna nella terapeutica delle malattie mentali. Svelando il fatto originario, la lesione funzionale primordiale da cui sgorgano come tanti ruscelli da una stessa fonte tutte le forme della follia, spero di far emergere qualche utile insegnamento sui metodi di trattamento di questa malattia.

Concluderò questo lavoro con un rendiconto di alcune esperienze terapeutiche tentate con l'hachisch.

GENERALITÁ FISIOLOGICHE

Tra le facoltà intellettuali ve n'è una con l'aiuto della quale possiamo studiare su noi stessi il loro meccanismo allo stato fisiologico; è la riflessione, questo potere che lo spirito ha di ripiegarsi su se stesso, in qualche modo, questa specie di specchio nel quale può contemplarsi a volontà, e che gli rende fedelmente conto dei suoi movimenti più intimi.

Questo potere ci fa difetto quando le nostre facoltà sono disturbate, quando vi si annida l'anarchia, in una parola quando vi è follia. Sappiamo che si potrebbe indicare qualche eccezione a questa regola; ma gli alienati che possono riflettere su ciò che accade nel loro intimo sono rari e d'altronde non se ne incontrano che in determinati casi di follia.

Inoltre, è così sicuro che siamo in grado di comprendere questi malati quando ci mettono a parte delle loro osservazioni? Non utilizzano, forse, al contrario, un linguaggio al quale noi siamo necessariamente estranei? Come riverseranno in noi i sentimenti che li agitano? Cos'abbiamo appreso quando essi ci hanno detto che un istinto irresistibile li trascina; che la tale idea stravagante li domina senza che possano rendersene conto, qualunque cosa facciano per liberarsene; che i loro pensieri si succedono, si mischiano, si confondono con una rapidità incoercibile; che vedono degli oggetti, sentono dei colpi, delle voci che non esistono, come volgarmente si dice, che nella loro immaginazione?

Non vediamo in tutto ciò, evidentemente, che la superficie delle cose;

non sappiamo penetrare più a fondo, sondare le cause, la concatenazione delle anomalie mentali di cui ci parlano. Non esistono forse atti dell'intelletto, affezioni, sensazioni che è impossibile conoscere e giudicare se non su se stessi? Per farsi un'idea di un dolore qualunque è necessario averlo sentito, per sapere come sragiona un folle, bisogna aver sragionato; ma aver sragionato senza aver perso la coscienza del proprio delirio, senza aver smesso di poter giudicare le modificazioni psichiche sopravvenute nelle nostre facoltà.

Per il suo modo di agire sulle facoltà mentali, l'hachisch lascia a colui che si sottomette alla sua strana influenza il potere di studiare su se stesso i disordini morali che caratterizzano la follia, o almeno le principali modificazioni intellettuali che sono il punto di partenza di ogni genere d'alienazione mentale. Colpendo, disorganizzando i diversi poteri intellettuali, ve n'è uno ch'esso non lede, che lascia sussistere in mezzo ai disturbi più allarmanti, ed è la coscienza di se stessi, il sentimento intimo dell'individualità. Per quanto incoerenti siano le vostre idee, divenute il trastullo delle associazioni più bizzarre, più strane; per quanto profondamente modificate siano le vostre affezioni, i vostri istinti; smarriti che siate nelle illusioni e allucinazioni di ogni specie nel bel mezzo di un mondo fantastico, come quello in cui conducete talvolta i vostri sogni più disordinati; voi restate padroni di voi stessi. Posto fuori dalla portata dei suoi attacchi, l'io domina e giudica i disordini che l'agente perturbatore provoca nelle regioni inferiori dell'intelligenza.

Non vi è alcun fatto elementare o costitutivo della follia che non si riscontri nelle modificazioni intellettuali sviluppate dall'uso di hachisch, dalla più semplice eccitazione maniaca fino al delirio più furioso, dall'impulso morboso più debole, l'idea fissa meno complicata, la lesione delle sensazioni più ristretta, fino all'impeto più irresistibile, al delirio parziale più esteso, ai disordini della sensibilità più diversi.

Passando successivamente in rassegna questi diversi fenomeni, ne scruteremo l'origine, studieremo il loro concatenamento, la loro filiazione; poi, raffrontandoli a quelli osservati negli alienati, esamineremo fino a quale punto l'osservazione *esteriore* e soprattutto le confessioni dei malati si accordino con le nostre osservazioni.

Attraverso questi due modi di esplorazione combinati giungeremo alle seguenti conclusioni:

1. Tutte le forme, tutti i disturbi del delirio o della follia propriamente detta, idee fisse, allucinazioni, irresistibilità degli impulsi, etc. etc., traggono la loro origine da una modificazione intellettuale primitiva, sempre identica a se stessa, che è evidentemente la condizione essenziale della loro esistenza: l'*eccitazione* maniaca.

Usiamo questa espressione unicamente per conformarci al linguaggio convenzionale poiché, altrimenti, essa è lontana dal rendere fedelmente il nostro pensiero. Come designare adeguatamente questo stato insieme semplice e complesso, di vaghezza, d'incertezza, d'oscillazione e di mobilità delle idee che si traduce spesso in una profonda incoerenza? È una *disgregazione*, una vera dissoluzione del composto intellettuale che chiamiamo facoltà morali; poiché si sente, in questo stato, che accade nello spirito qualcosa di analogo a ciò che succede quando un corpo qualunque subisce l'azione dissolvente di un altro. Il risultato è lo stesso sia nell'ordine spirituale che in quello materiale: la separazione, l'isolamento delle idee e delle molecole la cui unione formava un tutto armonioso e completo.

Niente è comparabile alla varietà quasi infinita delle sfumature del delirio, se non l'attività stessa del pensiero. Di qui viene l'esitazione che la maggioranza degli autori mostra a ricollegarla ad una lesione organica, qualunque sia la loro idea sulla natura di questa lesione. Riconducendo tutte queste sfumature ad una forma primitiva, originale, all'eccitazione intellettuale, che si adatta, per così dire, così facilmente al movimento molecolare esagerato subito riconoscibile nell'irritazione nervosa, non togliamo forse ogni pretesto all'esitazione che segnaliamo dall'inizio?

2. Man mano che, sotto l'influenza dell'hachisch, si sviluppa il fatto psichico che ho appena segnalato, una profonda modificazione si opera in tutto l'essere pensante. Sopravviene insensibilmente, a vostra insaputa e a dispetto dei vostri sforzi per non essere presi alla sprovvista, sopravviene, dico, un vero *stato di sogno*, ma di sogno *senza sonno!* Il sonno e la veglia sono, allora, talmente confusi, mi si passi la parola, amalgamati insieme, che la coscienza più vigile, più chiaroveggente, non può fare tra questi due stati alcuna distinzione; non la può fare tra le diverse operazioni dello spi-

rito che attengono esclusivamente all'uno o all'altro.

Da questo fatto, la cui importanza non sfugge ad alcuno, e le cui prove si trovano consegnate a ciascuna pagina di questo libro, abbiamo dedotto la natura reale della follia di cui esso abbraccia e spiega tutti i fenomeni, senza eccezione.

Quale che sia l'idea della natura dei sogni, delle cause fisiologiche che li producono, se esaminiamo il ruolo che l'intelligenza gioca nello stato di sogno, vediamo che essa si mostra, per così dire, tutta intera; che non vi è una sola delle sue facoltà che non possa entrare in azione, assolutamente come nello stato di veglia, sebbene in condizioni differenti. In sogno, proviamo le stesse sensazioni che durante la veglia, percepiamo, giudichiamo, abbiamo delle convinzioni, dei desideri, siamo agitati da passioni, etc., etc. È a torto che si è attribuito alla sola immaginazione ciò che accade nei sogni. Essa vi svolge la sua particolare funzione, ma non è affatto l'immaginazione che ragiona, percepisce, tocca, sente, agisce, conversa, sostiene delle discussioni, si appassiona, etc. La sua azione ci sembra anche molto più ristretta che nello stato di veglia, poiché si immagina poco in sogno, e il mondo delle sensazioni, dei ricordi, in seno al quale l'anima si agita e che è assolutamente estraneo all'immaginazione propriamente detta, assorbe quasi interamente la sua attività.[2]

È un'esistenza puramente ideale, senza dubbio, quella che costituisce lo stato di sogno. Ma questo non è che relativamente vero, poiché per colui che sogna, essa è reale; ciò che vediamo, intendiamo e sentiamo in sogno, noi lo vediamo, intendiamo, sentiamo realmente, esattamente come se fossimo svegli; non c'è differenza che nell'origine delle impressioni che l'intelletto percepisce ed elabora. Non ci crediamo, perciò, autorizzati ad ammettere, con uno degli psicologi più raccomandabili della nostra epoca (J.J. Virey, *De la physiologie dans ses rapports avec la philosophie*), che "la vita potrebbe non essere che un'illusione". Delle funzioni, di qualsiasi ordine siano, suppongono degli organi; fuori dell'organismo non concepisco più ciò che si chiama la vita; se delle sensazioni hanno luogo durante il sonno, vuol dire che esse sono già state provate durante la veglia, e non si saprebbe supporre che un cervello chiuso a tutte le impressioni esteriori possa creare delle scene, *sognare*, il che è lo stesso... Non sapremmo giungere fin là, ma ripeto volentieri la frase del dottor Virey, perché essa dipinge meravigliosamente le modalità d'azione delle facoltà morali, nello stato di sogno.

Più spesso, un estremo disordine, una strana confusione che non risparmia né le cose, né le persone, né il tempo, né i luoghi, presiedono all'associazione di idee durante i sogni, e danno così luogo alle più bizzarre produzioni, ai più mostruosi accoppiamenti. «Il sogno – dice ancora, con l'eleganza del suo stile abituale, l'autore che abbiamo appena citato – può essere definito: un dramma difettoso senza unità di tempo e di luogo, comparabile a quelle pièces di teatro che Orazio dice essere *velut aegri somnia...*»

Ma non è sempre così: talvolta le associazioni d'idee sono perfettamente regolari, una logica severa concatena i nostri ragionamenti, per quanto falso e impossibile sia il punto di partenza; un oggetto qualunque ha sollecitato le nostre passioni, eccitato la nostra collera, mosso la nostra compassione, ci ha colpiti dolorosamente, e obbediamo all'impulso che queste differenti passioni ci comunicano, pensiamo ai mezzi per soddisfarle.

Di più, e questo fatto ha molta importanza relativamente al soggetto di cui ci occupiamo, le operazioni dell'anima presentano talvolta, in sogno, una regolarità che non si riscontra sempre nella veglia. «Può sembrare straordinario – dice Nodier – ma è certo che il sonno non è solamente lo stato più potente, ma anche il più lucido del pensiero, se non nelle illusioni passeggere che racchiude e avviluppa, almeno nelle percezioni che ne derivano e che esso fa scaturire a suo piacimento dalle trame confuse dei sogni. Gli antichi che avevano, credo, ben poco da invidiarci in filosofia sperimentale, figuravano spiritualmente questo mistero sotto l'emblema della porta trasparente che fa entrare i sogni del mattino, e la saggezza unanime dei popoli l'ha espresso in modo più vivo ancora in queste locuzioni significative presenti in tutte le lingue: "Ci sognerò, ...bisogna che ci dorma sopra; la notte porta consiglio". Sembra che lo spirito offuscato dalle tenebre della vita esteriore non se ne affranchi mai con più facilità che sotto il doppio imperio di questa morte intermittente, in cui gli è permesso riposare nella sua essenza, e al riparo dalle influenze della personalità convenzionale che la società ci ha fatto. La prima percezione che si fa strada attraverso la vaghezza inesplicabile del sogno, è limpida come il primo raggio di sole che dissipa una nebbia, e l'intelligenza, sospesa per un istante tra i due stati che dividono la nostra vita, s'illumina rapidamente come il lampo che corre abbagliante dalle tempeste del cielo a quelle della terra. È qua che Esiodo si sveglia, le labbra profumate del miele delle muse; le ninfe

Meliadi aprono gli occhi ad Omero; e il cuore di Milton è rapito dall'ultimo sguardo d'una bellezza che non ha mai ritrovato. Ahimè! Dove si ritroveranno gli amori e le bellezze del sonno!

Togliete al genio le visioni del mondo meraviglioso, e gli toglierete le sue ali. La mappa dell'universo immaginabile non è tracciata che nei sogni; l'universo sensibile è infinitamente piccolo».

Sembra dunque che due modalità d'esistenza morale, due vite siano state assegnate all'umano. La prima di queste due esistenze risulta dai nostri rapporti con il mondo esteriore, con questo grande tutto che chiamiamo universo. Esso ci è comune con gli esseri che ci assomigliano. La seconda non è che il riflesso della prima, non si alimenta, in qualche modo, che dei materiali che questa gli fornisce, ma ne è tuttavia perfettamente distinta.

Il sonno è come una barriera innalzata tra di loro, il punto fisiologico dove finisce la vita esteriore, e comincia quella interiore.

Finché le cose sono in questo stato, c'è *salute morale* perfetta, vale a dire regolarità delle funzioni intellettuali nell'estensione dei limiti che sono stati tracciati per ciascuno di noi. Ma succede che, sotto l'influenza di svariate cause, fisiche e morali, queste due vite tendano a confondersi; i fenomeni propri all'una o all'altra a collegarsi, a unirsi nell'atto semplice e indivisibile della coscienza intima o dell'io. Si opera una fusione imperfetta, e l'individuo, senza avere totalmente lasciato la vita reale, appartiene, sotto molti aspetti, per diverse attività intellettuali, per false sensazioni, per credenze erronee, etc., al mondo ideale.

Questo individuo, è l'alienato, il monomaniaco soprattutto, che presenta un così strano amalgama di follia e di ragione, e che, come si ripete spesso, *sogna da sveglio*, senza attribuire troppa importanza a questa frase che, ai nostri occhi, tuttavia, traduce esattamente il fatto psicologico stesso dell'alienazione mentale.

Secondo Bichat (*Recherches sur la vie et la mort*) i sogni non sono che un sonno parziale, "una porzione della vita animale sfuggita all'intorpidimento in cui l'altra porzione è caduta". L'immaginazione, la memoria, il giudizio, restano in esercizio, mentre le sensazioni, la percezione, la locomozione, la voce, sono sospese.

Egli non sarà dispiaciuto di ammettere che le condizioni organiche nelle quali il sonno pone, in un certo senso, l'immaginazione, la memoria, il giudizio, possono riscontrarsi quando i sensi sono svegli, e la locomozione, la voce, sono in esercizio; nel qual caso anche il giudizio, la memoria, l'immaginazione, si esercitano regolarmente, vale a dire nella loro maniera abituale, fuori dal cerchio e dai limiti del sogno.

Ciò è inammissibile, sappiamo, nel sonno naturale: il sogno cessa appena lo spirito può applicarsi alle cose esteriori. Ma perché ciò dovrebbe essere impossibile, qualora l'organo del pensiero subisse l'influenza di una causa altra da quella del sonno, d'una causa analoga, ma più forte, più persistente di questa legge della vita animale "che concatena, nelle sue funzioni, tempi di intermittenza a periodi d'attività"?

Stabilite queste generalità, passeremo ora in rassegna i fenomeni principali e, in qualche modo, fondamentali del delirio.

Nello studio che ci proponiamo di fare, non abbiamo tenuto in alcun conto le diverse classificazioni che, fin qui, sono state tentate con più o meno successo da alcuni autori. Ciò non perché ne contestiamo l'utilità: sia dal punto di vista della sintomatologia che, in parte, anche del trattamento, esse sono indispensabili. Per cogliere, studiare e comprendere al meglio un insieme di fenomeni così complessi come quelli dei disordini intellettuali, bisogna, necessariamente, raggruppare questi fenomeni, secondo le analogie, le affinità più o meno numerose che presentano. Su questo punto tutti sono d'accordo. Non si differisce che sulla natura dei raggruppamenti, sulle cause che devono presiedere alla loro formazione.

D'altra parte, non si può avere più che un'opinione sulla legittimità delle classificazioni; noi vogliamo parlare, almeno, di quelle che sono generalmente accettate. Esistono tra gli alienati delle differenze talmente profonde, così nette ed evidenti, che è impossibile confonderle. Sotto quanti profili non differiscono tra loro i *maniaci* e i *monomaniaci!* Gli uni e gli altri cadendo nella *demenza*, pur conservando dei caratteri che ricorderanno il loro stato primitivo, non offriranno forse nuovi sintomi che saranno gl'indizi certi di una nuova modificazione mentale troppo grave, troppo profonda perché non si sia costretti, ormai, a relegarli in una classe a parte?[3]

Tuttavia, pur ammettendo l'utilità delle classificazioni, guardiamoci dall'esagerarla e non dimentichiamo che, per ammissione stessa degli autori, le distinzioni che essi stabiliscono sono centrate più sulle forme che non sul fondamento del delirio, sulla sua natura esteriore ed apparente, più che sulla sua natura essenziale ed intrinseca. Non dimentichiamo che, nella pratica, una gran quantità di malati presenta riuniti e come fusi gli uni agli altri, tutti i caratteri propri ai diversi generi d'alienazione mentale. Le diverse forme che esprimono le caratteristiche generiche della follia "essendo comuni – dice Esquirol – a molte affezioni mentali d'origine, di natura, di trattamento e di terminazione molto differenti, non possono caratterizzare le specie e le varietà che si riproducono con sfumature infinite. L'alienazione può assumere successivamente e alternativamente tutte queste forme; la monomania, la mania, la demenza si alternano, si rimpiazzano, si complicano nel corso d'una stessa malattia in un solo individuo. È anche questo che ha indotto alcuni medici a rigettare tutte le distinzioni e ad ammettere nella follia una sola e medesima malattia che si maschera sotto svariate forme".

Volendo sottrarci al rischio delle idee preconcette, abbiamo escluso dalle nostre riflessioni tutto ciò che ci hanno insegnato gli autori relativamente alle diverse forme del delirio. Abbiamo proceduto analiticamente e studiato separatamente i fenomeni fondamentali la cui esistenza è evidente e riconosciuta da tutti. Non ci siamo preoccupati né dell'ampiezza, né della quantità, né della durata dei disordini dell'intelletto, non più che della loro origine puramente intellettuale, affettiva, morale o istintiva. Non abbiamo voluto scindere l'azione, essenzialmente una e indivisibile, delle facoltà morali. In tutte le sue manifestazioni anormali, dalla più semplice alla più complicata, non abbiamo smesso di vedere l'intelligenza nella sua interezza.

NOTE

1. Impiego indifferentemente le parole *delirio, follia, alienazione mentale,* per designare i disordini dello spirito. Non misconosco affatto le numerose differenze che distinguono, dal punto di vista sintomatologico e terapeutico, il delirio propriamente detto e la follia; ma, dal punto di vista psichico, dobbiamo riconoscere che queste differenze non esistono. Le cause, i sintomi o segni esteriori possono variare; la natura psichica intrinseca è essenzialmente la stessa, sotto qualsiasi forma – acuta o cronica, parziale o generale – i disturbi dell'anima si presentino.

2. *Immaginare* implica necessariamente un lavoro dello spirito, uno sforzo della volontà. Come attribuire dunque alla facoltà d'immaginare la produzione di queste immagini, di questi quadri, che, nei sogni, si presentano inopinatamente, passano e si giocano davanti ai nostri occhi, si formano, svaniscono senza che la volontà ne sappia niente? Che si provi, da svegli, ad immaginare la millesima parte di queste produzioni fantastiche del sogno, e si vedrà se ci si riesce!

3. La classificazione che è stata tracciata da Pinel e adottata da Esquirol ci appare la meno incompleta di tutte quelle che sono state proposte sinora. Vi sono state apportate significative modifiche, ma senza alcun risultato pratico; e, qualunque cosa sia stata fatta, nessuno ha potuto sostituire, né nel linguaggio scientifico né in quello volgare, alcuna espressione nuova a quelle ormai consacrate di *mania, monomania, demenza*. Recentemente, il dottor de Lassiauve, mio collega all'ospedale di Bicêtre, ha formulato a questo proposito un'opinione che merita di essere menzionata. Secondo lui, "la follia implica un disturbo delle facoltà intellettuali; ma questo disturbo è molto diverso, secondo, se ci si può esprimere così, che sia idiopatico o sintomatico, che origini in una modificazione morbosa dell'intelligenza stessa o sia provocato da cambiamenti avvenuti in altre facoltà; cambiamenti di cui esso è uno dei testimoni". Nel primo caso, la sede del male è nell'intelletto propriamente detto: è la follia intellettuale. Nel secondo, la scena del delirio è fuori dall'intelligenza; è esclusivamente nelle facoltà secondarie. Da qui le quattro seguenti categorie: 1. follia percettiva; 2. follia morale; 3. follia affettiva; 4. follia istintiva.
Non rientra nel mio proposito discutere il valore di E*ssai de classification des maladies mentales*, che ho appena citato. Ciò tuttavia non mi dispensa dal rendere omaggio al talento con cui le idee teoriche sulle quali riposa sono state sviluppate.

FENOMENI PSICOLOGICI

MODIFICAZIONI FISICHE

Devo, anzitutto, richiamare l'attenzione sulle modificazioni puramente fisiche che, normalmente, precedono o accompagnano i disturbi intellettuali causati dall'hachisch.

1. Con una dose ancora debole, ma tuttavia sufficiente a modificare profondamente il morale, gli effetti fisici sono nulli, o almeno così poco sensibili che, certamente, passerebbero inavvertiti se colui che deve provarli non stesse in guardia e non spiasse in qualche modo la loro comparsa. Si potrà, forse, farsene un'idea, ricordando il sentimento di benessere, di dolce espansione che procura una tazza di caffè o di thè presa a digiuno.

2. Elevando la dose, questo sentimento diventa sempre più vivo, vi penetra e v'invade ulteriormente, come se diventasse sovrabbondante e debordasse. Una leggera compressione si fa sentire alle tempie e nella parte superiore del cranio. La respirazione rallenta, il polso accelera, ma debolmente. Un dolce e tiepido calore, comparabile a quello che si prova facendo il bagno in inverno, si espande in tutto il corpo, ad eccezione dei piedi, che normalmente si raffreddano. I polsi e gli avambracci sembrano intorpidirsi e diventare più pesanti; succede anche che li si scuota macchinalmente come per sbarazzarli del peso che li opprime. È così anche che nascono, soprattutto nelle estremità inferiori, quelle sensazioni vaghe e indefinite che

caratterizzano così bene il nome che è stato loro attribuito: inquietudini. È una sorta di tremito muscolare sul quale la volontà non ha alcun potere.

3. Infine, se la dose è stata considerevole, non è raro veder sopravvenire dei fenomeni nervosi che, sotto molti aspetti, assomigliano abbastanza ai disturbi coreici. Vampate di calore vi salgono alla testa, bruscamente, per getti rapidi come quelli di vapore che sfuggono dal camino di una locomotiva. Ed anche, come ho sentito dire più volte, il cervello bolle e sembra sollevare la calotta cranica per sfuggire. Questa sensazione, che causa sempre un po' di apprensione, per quanto agguerriti si sia, ha una certa analogia col rumore che si sente quando si ha la testa sott'acqua. I capogiri sono rari; io non ne ho mai provati. Frequenti, al contrario, i tintinnii nelle orecchie.

Si prova talvolta dell'ansietà, una sorta d'angoscia, un sentimento di costrizione all'epigastrio. Dopo il cervello, è su questa regione che gli effetti dell'hachisch sembrano ripercuotersi maggiormente. Un giovane medico credeva di veder circolare il fluido nervoso nei capillari del plesso solare. I battiti del cuore sembrano avere un'ampiezza ed una sonorità inconsuete. Ma se ci si porta le mani sulla regione precordiale, ci si assicura facilmente che il cuore non batte né più in fretta né più forte dell'ordinario.

Gli spasmi delle membra acquistano talvolta una grande energia senza diventare mai vere convulsioni. L'azione dei muscoli flessori predomina. Se ci si corica, così come se ne prova quasi sempre il bisogno, involontariamente le gambe si piegano sulle cosce, gli avambracci sulle braccia; questi ultimi si avvicinano alle parti laterali dello stomaco; la testa, inclinandosi, s'infossa tra le spalle; l'energica contrazione dei pettorali si oppone alla dilatazione del torace e arresta la respirazione. Questi sintomi sono passeggeri. Cessano bruscamente per riapparire di colpo, dopo intervalli d'una calma perfetta, di qualche secondo all'inizio, poi di qualche minuto, d'una mezz'ora, d'un'ora..., mano a mano che s'allontanano ulteriormente dal momento della loro apparizione. I muscoli della faccia, quelli della mascella soprattutto, possono essere presi anch'essi da movimenti spasmodici; ho provato, una volta, un vero trisma, o almeno qualcosa di analogo; le mani sembrano contrarsi da sole per cogliere e serrare fortemente gli oggetti.

Tali sono, all'incirca, i disordini fisici causati dall'hachisch, dai più deboli ai più intensi. Si vede che essi sono tutti legati al sistema nervoso. Come abbiamo già detto, essi si sviluppano molto più tardivamente dei disturbi intellettuali;[1] e queste facoltà possono essere profondamente modificate senza che la sensibilità organica sia ancora stata, per così dire, risvegliata. Si dirà che l'agente modificatore, così come avviene nelle affezioni morali, s'indirizza direttamente, e senza l'intermediazione degli organi, alle facoltà dell'anima.

Non è così che, solitamente, esplode la follia, senza che coloro che ne vengono colpiti siano stati avvertiti da qualche disturbo consistente dell'organismo; senza che il medico possa collegarla ad alcun disturbo materiale? È questo un primo punto di somiglianza degli effetti dell'hachisch con l'alienazione mentale. La causa è evidente, ma l'origine resta sconosciuta. Non è d'altronde ciò che accade spesso, quando questa causa, quale che sia, agisce direttamente, immediatamente, sull'organo intellettuale? Vedremo ancora, in seguito, che quando l'azione dell'hachisch si manifesta con dei disturbi organici come quelli che abbiamo descritto, *si materializza*, per così dire, vedremo, dicevo, che i suoi effetti hanno la più completa analogia con quelli di cui rendono conto gli alienati che hanno potuto studiare e seguire, dall'origine, lo sviluppo della loro malattia. Alienati e mangiatori di hachisch si esprimono nello stesso modo quando vogliono far comprendere ciò che provano; si direbbe che gli uni e gli altri abbiano subito l'influenza della stessa causa morbosa.

NOTE

1. Coloro che usano l'hachisch abitualmente sanno evitarli molto bene. Ciò è facile graduando la dose e si può sempre iniziarsi alle meraviglie della fantasia senza comprare questo piacere al prezzo di alcun spiacevole disturbo nervoso.

PRIMO FENOMENO: IL SENTIMENTO DI FELICITÁ

Dicevo nella memoria che ho già citato: «A un certo grado d'intossicazione, quando un'effervescenza incredibile s'impadronisce di tutte le facoltà morali, si manifesta un fenomeno psichico, il più curioso di tutti, forse, e io dispero di poterlo convenientemente caratterizzare: è un sentimento di benessere fisico e morale, di contentezza interiore, di gioia intima; benessere, contentezza, gioia indefinibili che cercherete vanamente di comprendere, di analizzare, di cui non potrete cogliere la causa. Vi sentirete felici, lo direte, lo proclamerete con esaltazione, cercherete di esprimerlo in tutti i modi che vi sono propri, lo ripeterete a sazietà; ma vi mancheranno le parole per dire come e perché siete felici, per esprimerlo e renderne conto a voi stessi.

Trovandomi un giorno in questa situazione, e disperando di riuscire a farmi capire con le parole, cacciai delle grida, o piuttosto delle vere urla. Impercettibilmente, a questa felicità così agitata, nervosa, che scuote convulsamente tutta la vostra sensibilità, succede un doppio sentimento di spossatezza fisica e morale, una sorta d'apatia, di noncuranza, una calma completa, assoluta, a cui il vostro spirito si lascia andare con delizia. Sembra che niente potrà turbare questa tranquillità dell'anima, che siate inaccessibili a qualsiasi tristezza. Dubito che la notizia più spiacevole possa distogliervi da questo stato di beatitudine immaginaria, di cui è veramente impossibile farsi un'idea se non lo si è provato».

Sto cercando di dare un'idea dei godimenti che procura l'hachisch. Mi affretto a far notare che non li ho presentati qui che allo stato grezzo, per così dire, e nella loro espressione più semplice. Le circostanze esteriori, dirette verso un determinato scopo, e concentrate su un'unica scena, potranno dar loro un'intensità ancora maggiore. Quanto la realtà possa aggiungervi, quale possente alimento troveranno nelle impressioni venute da fuori, nell'eccitazione diretta dei sensi, o nell'esaltazione delle passioni per cause naturali, è subito comprensibile. Sarà a questo punto che, prendendo corpo e forma, potranno giungere fino al delirio. Questa disposizione di spirito, aggiunta ad un'altra di cui parleremo fra poco, è stata, secondo noi, la fonte feconda a cui i fanatici del Libano attingevano la loro felicità, quelle ineffabili delizie, in cambio delle quali donavano così facilmente la loro vita.

È necessaria qui una precisazione per far comprendere bene cosa intendo dire: mi riferisco proprio alla *felicità* che dona l'hachisch, e con ciò intendo dei godimenti morali e per nulla sensuali, come si potrebbe forse essere tentati di credere.

Ciò è molto curioso, sicuramente, e se ne potrebbero dedurre singolari conseguenze; questa, tra le altre: che ogni gioia, ogni contentezza, quando la causa sia esclusivamente morale, i nostri godimenti più svincolati dalla materia, più spirituali, più ideali, potrebbero non essere altro che sensazioni propriamente fisiche, sviluppate nel seno degli organi, esattamente come quelle procurate dall'hachisch. Almeno, se ci si rapporta a ciò che si sente interiormente, non vi è alcuna distinzione da fare tra questi due ordini di sensazioni, malgrado la diversità delle cause a cui si collegano; poiché il mangiatore di hachisch è felice, non alla maniera del ghiottone, dell'uomo affamato che soddisfa il suo appetito, o del voluttuoso che accontenta i suoi desideri; la sua felicità è quella di colui che apprende una notizia che lo colma di gioia, dell'avaro mentre conta i suoi denari, del giocatore favorito dalla sorte, dell'ambizioso inebriato dal successo, etc.

Del resto, se abbiamo fatto le considerazioni che precedono, non è allo scopo di sollevare una questione psicologica. Molto più semplicemente raccontiamo, senza altra pretesa che quella d'essere storici fedeli ed esatti delle nostre sensazioni. In secondo luogo, abbiamo visto nei fenomeni che stiamo descrivendo, un quadro sorprendente di ciò che accade così frequentemente all'inizio della follia: parliamo di quelle impressioni di felicità, di gioia intima (non saprei impiegare espressioni più adatte di quelle di cui mi sono servito per descrivere gli effetti dell'hachisch), dalle quali i malati attingono tanta speranza, tanta fiducia nel futuro, e che non sono, ahimè!, che i sintomi precursori del più violento delirio.

La perdita di una cospicua fortuna, innumerevoli dispiaceri, gettarono la signora X in uno stato di profonda ipocondria. Questo stato durava da molti anni quando la malata venne ricoverata nel nostro ospedale. Salvo qualche miglioramento passeggero, esso era rimasto invariato, quando, qualche giorno fa, la signora comincia a sentire in tutto il suo essere morale una profonda modificazione che le ispira una viva contentezza e le fa vedere l'avvenire sotto i più ridenti colori. Le sue speranze eguagliano l'abbattimento da cui ella esce faticosamente e in cui era precipitata per molti anni. Il suo viso è raggiante, una leggera tinta rosea ha sostituito il pallore abituale, la gioia della sua anima sembra sfuggirle con lampi dagli occhi vivi ed animati: «Non so cosa mi stia succedendo – mi diceva questa donna – ma devo rendere grazie a Dio e a lei, mio caro dottore, poiché sento intimamente che sono giunta al termine della mia malattia e di tutti i miei mali. Eccomi infine liberata da queste atroci e incredibili sofferenze, di cui vi ho così spesso parlato. Non più timori, non più terrori, non più dannazioni, non più l'inferno; mi ritrovo infine com'ero stata, posso ancora essere felice, saprò rapportarmi alla mia situazione; vede che sono diventata ragionevole, e che ho saputo approfittare dei suoi buoni consigli». Trascorsi pochi giorni, questa interessante malata era preda di un delirio maniaco estremamente intenso.

Ecco ancora ciò che mi diceva, recentemente, un'altra giovane donna di spirito fine e osservatore, convalescente d'una mania, seguita al parto:

«Diciassette giorni dopo il parto, che del resto fu dei più felici, provai qualcosa di straordinario: mi sembrava che la testa fosse agitata da un movimento di rotazione su se stessa, e, nello stesso tempo, che il mio cervello si *dilatasse*. Sapevo perfettamente che era un'illusione; tuttavia non potevo impedirmi di guardarmi allo specchio per assicurarmi che il mio viso non fosse roteato all'indietro. Provavo anche, e ciò era molto reale, delle leggere scosse nella testa e, nel collo, qualcosa di simile al torcicollo. Di notte, mi svegliavo con una sensazione di benessere indicibile. Mi sentivo felice come mai ero stata. La mia felicità, la mia gioia, debordavano, per così dire, e avevo bisogno di riversarne una parte su tutto ciò che mi circondava. Aspettavo con impazienza il giorno per annunciare questa buona notizia. Ero di una gaiezza folle; volevo abbracciare tutti, fino ai miei domestici, etc., etc. ». Avrò occasione di riparlare dello stato di questa malata, di cui posseggo un curioso manoscritto in cui sono descritte dettagliatamente tutte le sensazioni che ella ha provato nel corso della sua malattia.

«Un negoziante di quarantacinque anni, – dice Esquirol – ha una bancarotta che gli crea momentaneamente dei problemi, senza alterare il suo patrimonio; lo stesso giorno il suo carattere cambia; *è più gaio del solito, se la ride dei contrattempi*, si congratula per aver appreso meglio a conoscere gli umani; prepara dei progetti incompatibili con il suo patrimonio ed i suoi affari. Trascorre otto giorni in uno stato *di gioia, di soddisfazione*, d'attività che fa temere una malattia grave, di cui lo stesso signor X ha il presentimento. Dopo questo periodo, degli avvenimenti politici, perfettamente estranei ai suoi interessi, ma che offendono le sue opinioni, lo gettano in un delirio melanconico da cui niente ha più potuto sollevarlo».

Il fenomeno in questione si osserva principalmente all'inizio della follia e successivamente si complica con una lesione generale dei movimenti. Cercando di rendere conto delle idee di grandezza, di ricchezza, che caratterizzano, come si sa, questo genere di malattia, ci esprimemmo come segue, in un altro lavoro, ("De la folie raisonnante", pubblicato nel 1840, nel giornale *l'Esculape*): "Nello stesso momento che il gioco delle facoltà sembra diventare più facile, la sensibilità più eccitabile, il giudizio più ardito e più pronto, che le idee, più numerose e più nuove, sembrano zampillare dalla sorgente, è manifesto che l'individuo prova un *benessere* interiore che espande la sua anima e la dispone eminentemente a ricevere, ad abbracciare con ardore, le idee adatte ad accarezzare le sue passioni vanitose, a provocare i suoi desideri già resi più irritabili dalla sola eccitazione".

I fatti che abbiamo citato sono sufficienti, credo, a richiamarne molti altri simili a quelli noti ai nostri lettori che hanno frequentato degli alienati, e ci dispensano dal riportarne un numero maggiore. Tuttavia riteniamo utile fare ancora una riflessione.

Questi fatti, che hanno grande importanza dal nostro punto di vista, hanno attratto a malapena, o peggio, non hanno mai attratto, l'attenzione degli osservatori. Essi non hanno valore che per la loro frequenza, vorrei quasi dire la loro generalità, ed è a fatica che sono stati notati in alcuni casi di delirio maniaco. Tuttavia siamo convinti (e questa convinzione si basa sulle risposte precise di un grande numero di malati da noi interrogati) che il fenomeno in questione segna quasi sempre l'invasione del delirio, generale o parziale, gaio o triste, ad eccezione dei casi in cui questa invasione è talmente brusca che sfugge del tutto alla coscienza. Non è detto, certamente, che sia sempre facile scoprirlo. Se pochi malati sono nello stato di rendere conto di ciò che provano, di risalire con i ricordi ai primi sintomi insidiosi, più tesi ad attutire che a risvegliare la loro attenzione, se ne incontrano alcuni tuttavia che mancano raramente di confermare con il loro racconto ciò che stiamo avanzando in questo lavoro.

Non aggiungeremo che una frase chiudendo questo paragrafo: uno degli effetti dell'hachisch, che generalmente incontra più incredulità, è precisamente quello su cui stiamo insistendo con alcuni dettagli; è questo stato di beatitudine, di felicità immaginaria, di cui la realtà più seducente non è neanche l'ombra. E tuttavia lo vediamo riprodursi sotto l'influenza di cause numerose e varie che inducono i disordini delle nostre facoltà morali! Sotto questo profilo, folli e mangiatori di hachisch, o hachache, come dicono gli arabi, hanno una perfetta rassomiglianza.

SECONDO FENOMENO: ECCITAZIONE E DISSOCIAZIONE DELLE IDEE

Quando uno scrittore assiste alla rappresentazione di un dramma o di qualunque altra pièce scenica di cui è l'autore, le sue inquietudini, la sua attesa ansiosa, si concentrano su certe parti della sua opera, alla quale è affidato il successo, poiché esse sono le pietre angolari dell'edificio. È il caso in cui ci troviamo nel momento di rendere conto del fenomeno psicologico che costituisce il soggetto di questo paragrafo. Sappiamo il talento che occorre per descriverlo, ma non possiamo dissimulare che, qualsiasi cosa facciamo, saremo sempre al di sotto della grande importanza che gli attribuiamo. Questo fenomeno, in effetti, è come il punto culminante o centrale al quale si collegano quasi tutte le parti di questo lavoro. È il fatto *primordiale* che abbiamo annunciato all'inizio, è la fonte necessaria, essenziale, di tutti i disordini dell'intelletto.

L'esercizio delle nostre facoltà intellettuali può essere turbato dalla causa più lieve; e Pascal ha detto da qualche parte che il volo di una mosca è sufficiente per scombinare le più profonde connessioni del genio. Nello stato regolare o normale, quando vogliamo pensare a qualcosa, meditare su un soggetto, vale a dire esaminarlo sotto diversi punti di vista, succede quasi sempre che veniamo distratti da qualche idea estranea. Ma questa idea non fa che attraversare il nostro spirito, senza lasciare tracce, o meglio ci è facile scartarla e la serie dei nostri pensieri non viene interrotta.

Uno dei primi effetti rilevabili dell'azione dell'hachisch, è l'indebolimento graduale, sempre più sensibile, del potere che abbiamo di dirigere a nostro piacimento i nostri pensieri, dove e come vogliamo. Impercettibilmente ci sentiamo sopraffatti da idee estranee all'oggetto sul quale vogliamo concentrare la nostra attenzione. Queste idee, che la volontà non ha evocato; che sorgono nel vostro spirito, non si sa perché né come; che vengono non si sa da dove; diventano sempre più numerose, più vive, coinvolgenti. Presto gli si dedica più attenzione, le si segue nelle loro associazioni bizzarre, nelle loro creazioni impossibili e fantastiche. Se, con uno sforzo di volontà, riprendete il filo perduto delle vostre idee, quelle che avrete scartato ritorneranno di nuovo nel vostro spirito, ma *come in un passato già lontano*, nella forma fuggevole, vaporosa, *dei sogni* di una notte agitata.

Proseguendo nelle nostre ricerche, avrò spesso occasione di riportare l'attenzione del lettore su questo fatto psicologico. Per ora mi accontento di insistere sulle espressioni di cui mi sono servito per caratterizzarlo.

Queste idee, infatti, o piuttosto questa serie di idee a cui vi lasciate andare per un momento, sono dei sogni, dei veri sogni, stando almeno al senso intimo, che non saprà fare la minima distinzione tra questi e quelli che procura il sonno naturale. Gli uni e gli altri vi arrivano nello stesso modo, e, per così dire, dalla stessa porta, quella del sonno.

A questo proposito, e a sostegno di questa opinione, ricorderei che Cabanis non faceva alcuna differenza fra il sonno artificiale e quello naturale; che, per lui, assopimento e sonno erano sinonimi. Sono, diceva, il *riflusso delle energie nervose verso la loro fonte*, o la concentrazione dei principi viventi più attivi che li costituiscono e li caratterizzano; sia ch'essi accadano "per il bisogno di riposo nelle estremità senzienti e negli organi motori, per la semplice azione periodica del cervello, che raccoglie spontaneamente in sé il più grande numero di cause del movimento..."; sia per l'effetto dell'aria fresca, l'ascolto di un rumore monotono, il silenzio, l'oscurità, i bagni tiepidi, le bevande rinfrescanti; sia infine per l'ingestione di "bevande fermentate, il cui effetto consiste nell'eccitare, all'inizio, l'organo pensante, e di turbare poi le sue funzioni, richiamando la maggior parte delle forze sensitive destinate alle estremità nervose; dei narcotici, che paralizzano immediatamente queste forze, e che gettano inoltre, nello stesso tempo, una nebbia più o meno fitta sui risultati intellettuali, per l'afflusso straordinario di sangue che essi inducono a confluire verso il cervello".

I rilievi della fisiologia s'accordano dunque con l'osservazione intima nel riconoscere che il sonno naturale e quello provocato artificialmente rappresentano una modificazione organica analoga i cui *risultati intellettuali*, per servirmi di un'espressione di Cabanis, sono identici.

Per riportare la questione su quelli che sono peculiari all'hachisch, faremo notare che le idee o serie di idee che si costituiscono nello spirito nello stato di sogno, mischiando così bizzarramente l'ideale e la realtà, si rapportano assai più al passato che al presente. Dimenticate le cose che, presentemente, eccitano maggiormente i vostri interessi, e anche rimuovete le vostre più vive passioni, che assorbono tutta la vostra attenzione quando siete nello stato ordinario, per non sognare che quelle per le quali vi è una qualche prescrizione nel vostro spirito. La memoria è la fonte alla quale le nuove idee si alimentano, e la vivacità, lo splendore, la molteplicità delle immagini e dei quadri eccitano potentemente l'immaginazione che le associa e partorisce nuovi prodotti.

Viviamo nel presente per un atto della volontà, che dirige la nostra attenzione verso oggetti che hanno per noi un interesse attuale.

Per la memoria, viviamo nel passato; per suo tramite possiamo, in qualche modo, ricominciare la nostra esistenza dal punto preciso in cui essa è iniziata con la coscienza di noi stessi.

Per l'immaginazione, viviamo nell'avvenire; per suo tramite possiamo crearci un mondo nuovo e una nuova *esteriorità*. Per suo tramite, reagendo su se stesso, l'io sembra potersi trasformare, come essa modifica, cambia a suo gradimento le cose, le persone, i tempi e i luoghi.

Poiché l'azione dell'hachisch indebolisce la volontà, – la potenza intellettuale che domina le idee, le associa, le collega tra loro, – la memoria e l'immaginazione predominano, le cose presenti ci divengono estranee, siamo interamente presi dalle cose del passato e dell'avvenire.

La coscienza valuta diversamente questi effetti, secondo il grado di violenza dei disturbi intellettuali cagionati dall'agente modificatore.

Finché il disordine non ha superato certi limiti, si riconosce facilmente l'errore in cui si è momentaneamente caduti, non nel momento stesso in cui domina l'errore, ciò implicherebbe una contraddizione, almeno per gli errori dell'intelletto o false convinzioni, ma immediatamente dopo che, rapidi come il lampo, hanno attraversato lo spirito. Ne risulta allora una successione non interrotta di idee false e idee vere, di sogni e realtà, che costituisce uno stato misto di follia e ragione e fa sì che un individuo possa essere, se non parlando in assoluto almeno in apparenza, folle e ragionevole contemporaneamente.

Man mano che il disordine delle facoltà aumenta, che la tempesta che le agita e le muove cresce di violenza, la coscienza si sente essa stessa trascinata in questo vortice e diviene lo zimbello dei sogni. I momenti *lucidi* sono sempre più brevi. L'attività intellettuale sembra ripiegarsi e concentrarsi interamente nel cervello; ci abbandoniamo senza riserve alle nostre sensazioni interiori; i nostri occhi, le nostre orecchie, non hanno cessato di essere aperti, ma accettano soltanto le impressioni fornite dalla memoria o dall'immaginazione; infine, per rendere sinteticamente e fedelmente il mio pensiero, noi ci *addormentiamo sognando.*

Ma allora, come se la coscienza non potesse mai essere estinta completamente, ecco cosa accade. Mi farò capire meglio ricordando un fatto ben conosciuto da coloro che sognano molto. Senza smettere di dormire, abbiamo talvolta coscienza di noi stessi, sappiamo di star sognando. Meglio ancora, se il sogno ci piace, temiamo di svegliarci, ci sforziamo di prolungarlo, e quando sentiamo che sta finendo diciamo a noi stessi: perché tutto ciò è solo un sogno? È esattamente lo stato nel quale si trova colui che prova l'influenza dell'hachisch, al suo più alto grado d'intensità.

Tuttavia, l'analogia che abbiamo constatato tra i sogni, che sono il risultato del sonno naturale, e le modificazioni intellettuali determinate dall'hachisch, non devono farci dimenticare che queste ultime si distinguono per taluni caratteri che sono loro peculiari. Anzitutto esse sono lontane dall'avere mai la sconnessione, l'incoerenza dei sogni ordinari. Il resto di coscienza e di volontà che, come diciamo dall'inizio, sopravvive ai più gravi disordini, sembra moderare la foga dell'immaginazione, e le impedisce di staccarsi troppo dalla realtà. In secondo luogo (non attrarremo mai abbastanza l'attenzione su questo fatto), esse si limitano molto spesso, vale a dire quando l'azione dell'hachisch è moderata, sia a degli errori dei sensi o della sensibilità generale, sia a delle false convinzioni, a una o più idee stravaganti, etc., senza che le facoltà siano altrimenti alterate. Di più, queste convinzioni, queste idee non si collegano sempre a degli oggetti immaginari; spesso traggono la loro origine da impressioni venute da fuori, impressioni reali, ma male interpretate, apparenze più o meno speciose, veri prodotti dell'immaginazione, la cui fonte originaria è nella vita reale.

Prima di sottrarle completamente al mondo esteriore, alle impressioni che esse ricevono da fuori, l'azione dell'hachisch, esercitandosi su tutte le facoltà insieme, si caratterizza, così come diciamo nella memoria già citata, per un sovrappiù di energia intellettuale, per la vivacità dei ricordi, per una concettualizzazione più rapida, etc. Insensibilmente essa arriva a produrre nella volontà, negli istinti, un tale rilassamento che diveniamo lo zimbello delle più diverse impressioni. Il corso delle nostre idee può essere interrotto dalla causa più leggera; subiamo influenze opposte; giriamo, come si dice volgarmente, come una banderuola. Per una parola, per un gesto, i nostri pensieri possono dirigersi successivamente su una gran quantità di soggetti diversi con una rapidità e, ciò non di meno, con una lucidità che ha del prodigioso.

Vi coglie un intimo sentimento d'orgoglio in rapporto all'esaltazione crescente delle vostre facoltà, di cui sentite aumentare l'energia e la potenza. Dipenderà dalle circostanze nelle quali ci troviamo, dagli oggetti che colpiranno i nostri occhi, dalle parole che giungeranno al nostro orecchio, far nascere in noi il più vivo senso di gaiezza o di tristezza, eccitare in noi, talvolta con una violenza inconsueta, le più opposte passioni; poiché dall'irritazione possiamo passare rapidamente al furore, dal malcontento all'odio, a desideri di vendetta, dall'amore più calmo alla passione più violenta. Il timore diventa terrore, il coraggio un impeto che nulla arresta, e che sembra non vedere il pericolo; il dubbio, la supposizione meno fondata può divenire certezza. Lo spirito tende all'esagerazione in tutte le cose; il più leggero impulso non manca quasi mai di trascinarlo. Coloro che fanno uso di hachisch, in Oriente, quando vogliono abbandonarsi all'ebbrezza della *fantasia* sono estremamente attenti nell'allontanare da sé tutto ciò che potrebbe volgere il loro delirio verso la malinconia, esercitare su di loro altro da sentimenti dolci ed affettuosi. Essi approfittano di tutti i mezzi che i costumi dell'Oriente mettono a loro disposizione. È nel loro harem, circondati dalle loro donne, sotto l'incantesimo delle musiche e delle movenze lascive delle danzatrici che essi assaporano l'inebriante *dawamesc*, e, la superstizione aiutando, ce n'è abbastanza perché essi siano trasportati nel cuore delle infinite meraviglie che il Profeta ha raccolto nel suo paradiso.

Per il momento, non rapporteremo ciò che abbiamo detto all'alienazione mentale. Questa connessione verrà fatta quando entreremo nei dettagli relativi ai diversi fenomeni che derivano dal *fatto primordiale* di cui stiamo tracciando un quadro succinto. Mi limito qui a far notare come questo quadro ricordi i sintomi del delirio maniaco in tutte le sue sfumature. Non ho osservato soltanto me stesso; ho visto numerose persone che avevano preso l'hachisch nello stato di eccitazione che ho descritto, e affermo che era impossibile stabilire la minima differenza tra essi e i malati che seguiamo nella nostra casa di cura

TERZO FENOMENO: ERRORI SUL TEMPO E LO SPAZIO

Sotto l'influenza dell'hachisch, lo spirito può cadere nelle più strane illusioni relativamente al tempo e allo spazio. Il tempo sembra all'inizio trascinarsi con una lentezza disperante. I minuti divengono ore, le ore giorni. Presto, di esagerazione in esagerazione, tutte le idee precise di durata svaniscono, il passato e il presente si confondono. La rapidità con cui si succedono i nostri pensieri, lo stato di rêverie che segue, spiegano questo fenomeno; se il tempo pare più lungo che se fosse stato misurato da orologi terrestri, sono le azioni o i fatti accaduti in questo intervallo che tracciano i limiti della loro ampiezza.

«Maometto – dice A. Delrieu – improvvisamente travolto dalle fantasie di una visione, rovesciò una brocca d'acqua che si trovava accanto a lui. Già al momento iniziale del sonnambulismo del Profeta, il vaso, cadendo, s'era quasi svuotato. Nel tempo della visione egli tuttavia percepì tutte le meraviglie del cielo e della terra, e quando rientrò nella vita mondana, l'acqua della brocca non era ancora completamente defluita».

Il tempo e lo spazio si misurano su dei punti intermedi che sono come tanti picchetti che la riflessione pone tra due limiti estremi: il punto di partenza e quello d'arrivo. L'intervallo aumenta e può acquisire proporzioni indefinite, in ragione del numero di questi picchetti.

Bisogna che l'attenzione possa fissarsi prima su un punto, poi su un altro, affinché si possa successivamente considerarli entrambi insieme.

Avevo ancora poca familiarità con gli effetti dell'hachisch, quando una sera, attraversando il passaggio dell'Opera, fui colpito dalla lunghezza del tempo che ci mettevo per arrivare fino in fondo. Avevo appena fatto qualche passo, ma mi sembrava di essere là da due o tre ore. Fissai la mia attenzione sulle persone che erano numerose come sempre; notai molto bene che alcuni mi superavano, mentre io ne lasciavo altri dietro me. Avevo un bel fare, non potevo disincantarmi. Avevo un bell'affrettare il passo, il tempo non scorreva più veloce.

Mi sembrava, inoltre, che il passaggio fosse di una lunghezza infinita, e che l'estremità verso la quale mi dirigevo si allontanasse man mano che avanzavo. Ho provato molte volte questo genere d'illusione percorrendo le strade. Viste ad una certa distanza, le persone e le cose mi apparivano come se le avessi considerate attraverso la lente di un cannocchiale.

Ricordiamo che Th. Gauthier, cercando di precisare la durata di un accesso da hachisch, "calcolava che fosse stato di circa trecento anni. Le sensazioni si succedevano talmente numerose e pressanti che la percezione reale del tempo era impossibile. Passato l'accesso – egli dice – vidi che era durato un quarto d'ora".

Al fenomeno che abbiamo descritto possiamo collegare certe idee stravaganti che si incontrano, talvolta, tra gli alienati. Alcuni si credono vecchi di cento, mille anni; altri si dicono eterni.

Una giovane donna di cui ho già parlato, nel primo giorno della sua esaltazione maniaca, credeva di non avere più un'età.

Ella immaginava di aver vissuto in tutte le epoche storiche verso le quali la sua memoria la riportava.

«Ebbi un'esperienza di tempo colossale; – copio testualmente – dopo Dio e me stessa, tutto mi pareva piccolo, meschino e brutto. Rimproveravo a quelli che mi circondavano d'avermi rubato la misura del tempo; per me, non esiste più, dicevo loro; i miei giorni e le mie notti scorrono come istanti, troppo rapidi perché io possa mettere in atto le vaste concettualizzazioni di cui il mio cervello è pieno. Rinnegai mia madre, per la ragione che non potevo avere una madre più giovane di me...»

L'azione dell'hachisch non saprà determinare delle convinzioni così erronee come quelle appena segnalate.

Con la coscienza di se stessi, si percepisce facilmente l'illusione di cui gli alienati sono necessariamente vittime, e si evita di trarne, come essi fanno, delle conclusioni più o meno stravaganti. Tuttavia, non dimentichiamo che la fonte di questa illusione è la stessa in tutti i casi, ed essa non è altro che l'*eccitazione* cerebrale.

QUARTO FENOMENO: SVILUPPO DELLA SENSIBILITA DELL'UDITO, INFLUENZA DELLA MUSICA

Il senso dell'udito, come tutti gli altri sensi, è reso straordinariamente impressionabile dall'azione dell'hachisch. Non saprei fare di meglio, per darne un'idea, che citare le parole di cui Th. Gauthier si serve per caratterizzare questo fenomeno, malgrado la poetica esagerazione che le segna e che è inutile rilevare; ho ceduto al piacere di citarle una seconda volta: «Il mio udito – egli dice – si era prodigiosamente sviluppato: sentivo il rumore dei colori. Suoni verdi, rossi, blu, gialli, m'arrivavano con onde perfettamente distinte. Un bicchiere rovesciato, lo scricchiolio di una poltrona, una parola pronunciata a bassa voce, vibravano e risuonavano in me come rombi di tuoni; la mia stessa voce mi sembrava così forte che non osavo parlare, per paura di far crollare i muri o di scoppiare come una bomba. Più di cinquecento pendole mi cantavano l'ora con le loro voci flautate, squillanti, argentine. Ciascun oggetto sfiorato rendeva una nota d'armonica o d'arpa eolia. Nuotavo in un oceano di sonorità dove fluttuavano, come lampi di luce, alcuni motivi di *Lucia* e del *Barbiere*. Mai una simile beatitudine mi aveva inondato dei suoi effluvi...»

Bisogna attribuire, in parte almeno, a questo sviluppo eccessivo della sensibilità dell'udito, la potente influenza che la musica esercita su chi ha preso l'hachisch. Qui veramente mancano le espressioni per dipingere le emozioni di ogni sorta che l'armonia può far nascere. La musica più dozzinale, le più semplici vibrazioni delle corde di un'arpa o di una chitarra vi esaltano fino al delirio o vi precipitano in una dolce melanconia. Secondo la disposizione di spirito in cui ci si trova, la vibrazione morale si comunica a tutto l'organismo, le fibre muscolari e quelle dell'anima vibrano all'unisono, e sopravvengono dei veri movimenti coreici o isteriformi.

Ho constatato questi effetti su numerose persone. Sono stato testimone delle loro crisi di gioia, dei loro canti come pure delle loro lacrime e delle loro lamentazioni, del loro profondo abbattimento o della loro folle gaiezza, secondo il motivo armonico che colpiva le loro orecchie. Alcuni mesi fa, l'*Expérience* ha pubblicato un articolo nel quale il dottor Carrière descrive con lo spirito e la finezza d'osservazione che lo distinguono, lo stato di esaltazione in cui aveva visto numerosi studenti di Medicina ai quali avevo fatto prendere l'hachisch.

«Un collega, il dottor X, desideroso di conoscere su se stesso gli effetti dell'hachisch, consuma qualche grammo di *dawamesc.* La dose è minima, così trascorre parecchio tempo senza che egli provi nulla di straordinario. Tuttavia viene a farsi udire una voce femminile. È di una cameriera occupata a riordinare una stanza vicina a quella in cui ci troviamo. Questa voce non ha nulla di sgradevole, ma è tutto qui l'elogio che se ne può fare. Nondimeno, il nostro collega vi presta una viva attenzione; si avvicina alla porta della stanza da cui provengono i canti, incolla il suo orecchio al buco della serratura, al fine di non perdere una sola nota. Resta così sotto l'incantesimo per circa mezz'ora, e non si ritira che quando la sua sirena in cuffia e zoccoli ha cessato di farsi udire. Egli subisce a sua insaputa l'influenza dell'hachisch. Riconosce che mai musica aveva fatto su di lui una simile impressione, e non riesce a persuadersi che l'hachisch c'entri qualcosa. Solo molto più tardi, quando l'azione tossica si sarà ormai estinta, egli cambierà opinione».

Per ciò che mi riguarda, cercherò forse vanamente di far comprendere fino a quale punto la musica m'impressionò, nelle circostanze appena descritte. Piacevoli o spiacevoli, gaie o tristi, le emozioni che essa fa nascere non sono comparabili che a quelle che si provano in stato di sogno. Non basta dire che esse sono più vive che nello stato ordinario; la loro natura è, per così dire, trasformata e, passando allo stato di allucinazione, esse sprigionano tutte le loro energie e possono determinare dei veri parossismi di piacere o di dolore. Solo allora, all'azione immediata e diretta dell'armonia, alle sensazioni proprie all'orecchio, si aggiungono le emozioni ben più vive e varie risultanti dalle associazioni d'idee che la combinazione dei suoni fa nascere.

Un giorno avevo preso una dose abbastanza forte di hachisch. Ero circondato da amici intimi di cui m'era nota la benevolenza. Li avevo pregati di osservarmi con scrupolosa attenzione, di tenere fedelmente conto delle mie parole, dei miei gesti, delle espressioni della mia fisionomia, etc. Non ero ancora sufficientemente sicuro di me stesso, in quell'epoca, e volevo, tramite il controllo altrui, assicurarmi sull'esattezza delle mie osservazioni. Arrivato ad un grado abbastanza alto di eccitazione, e allo scopo di moderare la foga delle idee e delle sensazioni dando loro un'unica direzione, pregai una giovane donna, artista assai distinta, di mettersi al piano e suonare qualche aria triste e malinconica. Ella scelse il valzer di Weber. Sin dalle prime note di quest'aria così profondamente impregnata di dolore, sentii come un fremito percorrermi tutto il corpo; la mia eccitazione cadde improvvisamente, o meglio, cambiò bruscamente di natura. Interamente concentrata in me, come un fuoco interiore, s'alimentava soltanto di idee tristi, di ricordi affliggenti, di quadri gli uni più lugubri degli altri. Le fisionomie di alcuni tra coloro che mi circondavano riflettevano le tinte sinistre della mia immaginazione. Queste persone erano quelle che restavano serie; altre, che ridevano guardandomi, mi sembravano fare la faccia scura e minacciarmi; esse m'ispiravano spavento, e cominciai a supporre che stessero tramando disegni ostili contro di me. Chiusi gli occhi per non vedere nessuno, mi stesi sul divano, mi raccolsi al mio meglio per essere interamente presente alle mie impressioni interiori; ma a quel punto la tristezza, una cupa malinconia, non so quale penosa ansietà, mi presero talmente che sentii il mio petto compresso fino al punto di sospendere la respirazione: le lacrime scorrevano in abbondanza e se fossi stato solo avrei gridato. Non potei reggere a lungo e provai il bisogno di scuotermi da tutto ciò come da un incubo terrificante. La preghiera di Mosè, tratta dall'opera omonima, riportò poco a poco la calma nella mia anima. Mi sembrò che il mio petto fosse liberato dai pesi che l'opprimevano. Provai quel benessere fisico e morale che dona il risveglio da un brutto sogno, o che si gode dopo un accesso di febbre. Non ero pertanto stato vittima un solo istante delle mie illusioni; ma queste avevano dominato sulla realtà. Ascoltai con rapimento questi accenti religiosi che risvegliavano in me ricordi che credevo estinti da anni, dolci emozioni, che solo la giovane età conosce, e che il dubbio e lo scetticismo soffocano così in fretta dopo i nostri primi passi nella vita reale. Poi mi venne l'idea di inginocchiarmi davanti al piano, e là, in atteggiamento di profondo raccoglimento, con gli occhi chiusi e le mani giunte, attesi che la musica cessasse.

Un istante dopo, mi alzai come svegliato di soprassalto; le mie orecchie erano state colpite, improvvisamente, da arie di valzer e contraddanza; volgendo gli occhi intorno a me, mi stupii di vedere tutti tranquillamente seduti: «Voi non danzate! Potete ascoltare una musica come questa e restare fermi, immobili come statue!» L'espressione era esatta. È realmente l'effetto che producevano su di me tutte le persone che mi circondavano, alcune delle quali, per la rigidità e la fissità dello sguardo, mi ricordavano quel terribile e bell'automa immaginato da Hoffman, come Nathanael l'intravvede, un giorno, sfaccendato, le mani appoggiate su un tavolino e gli occhi invariabilmente rivolti verso di lui. Non ero affatto vittima di questa singolare illusione, l'attribuivo allo stato di agitazione in cui mi sentivo sempre più trascinato, ed al contrasto che ne risultava. Mi sembrò che correnti elettriche mi passassero per tutte le membra, e le forzassero a muoversi in cadenza. È come se fossi stato morso dalla tarantola. Pregai una signora di ballare il valzer con me (era la padrona di casa). Ballai per più di un quarto d'ora, in uno stato di semi-sonnolenza di cui mi è difficile rendere conto, sentii il parquet sfuggire sempre più sotto i miei passi, per un tempo che non potei misurare. Mi sembrò che la mia volontà non fosse per niente nel volteggio rapido che mi trascinava, e che il mio corpo obbedisse irresistibilmente agli impulsi sonori che partivano dal piano come il giocattolo del bambino si muove sotto gli strappi di una correggia. Non mancai tuttavia un passo, e scambiai qualche parola con la persona che ballava il valzer con me.

Questo esercizio, anche un po' rude, non mi causava il più leggero senso di fatica; nondimeno provocava una traspirazione abbondante, conducendomi così rapidamente alla fine dell'accesso, la cui durata complessiva fu di 4 ore, o 4 ore e mezza.

Per spiegare i fenomeni descritti, evidentemente non sarà sufficiente dire che l'hachisch eccita, ravviva la sensibilità dell'udito. Le cause sono molto più complicate, e meritano di essere esaminate ciascuna in particolare.

L'azione della musica sulle facoltà morali nello stato ordinario, e libero da ogni influenza estranea, può essere esaminata in due maniere distinte: 1) dal punto di vista puramente fisico o, se si vuole, organico; 2) dal punto di vista intellettuale.

Avremo ancora da esaminarlo sotto un terzo punto di vista quando terremo conto delle modificazioni apportate dall'hachisch.

1) «La potenza, in qualche modo generale, della musica sulla natura vivente – dice Cabanis – prova che le emozioni proprie all'orecchio sono lontane dal poter essere tutte ricondotte a sensazioni percepite e comparate dall'organo pensante; vi è in queste emozioni qualcosa di più diretto. Gli umani privi di ogni cultura non sono meno avidi di canti di quelli la cui vita sociale ha reso gli organi più sensibili e il gusto più raffinato. Senza parlare di quel cantore alato, la cui ugola brillante è senza dubbio, a questo riguardo, il capolavoro della natura: quel gran numero di specie d'uccelli che riempiono l'aria di piacevoli armonie. Numerosi animali domestici e alcune razze ancora indomite, sembrano ascoltare con piacere i canti dell'uomo e i suoni artificiali degli strumenti che risuonano sotto le sue mani. Sono associazioni particolari di suono e anche di semplici accenti che s'impadroniscono di tutte le facoltà sensibili; che, per azione diretta, fanno nascere all'istante nell'anima certi sentimenti che le leggi primitive dell'organizzazione sembrano aver loro subordinato...»

È questa azione che abbiamo chiamato organica, perché, in effetti, sembra interamente concentrata nell'organo al quale il suono s'indirizza direttamente. È una sensazione, e nulla di più, ed essa non ha risonanza né nell'intelletto propriamente detto, né nella memoria, né nell'immaginazione. Gli organi sono più o meno atti a provarla, secondo una disposizione originaria o acquisita e sviluppata accidentalmente. Questa disposizione può riscontrarsi anche negli idioti. È noto il gusto che alcuni di questi poveri esseri manifestano per la musica. Ciò non è senz'altro così frequente come ci si è immaginati e si è ripetuto in questi ultimi tempi, in cui la musica, per la cura radicale delle malattie mentali, è diventata di moda; ma, infine, ciò accade talvolta. Del resto, il solo esercizio di una qualunque facoltà è sempre accompagnato da benessere e da un godimento al quale noi finiamo, è vero, col non badare più, a causa dell'abitudine, ma che non è meno reale e vivo quando vi è stato arresto momentaneo di questa sensazione ed essa riprende. Si sa che per il sordo dalla nascita, Honoré Trézel, i primi giorni che seguirono lo sviluppo del suo udito furono giorni di rapimento. Tutti i suoni, i rumori stessi, gli causavano un piacere ineffabile, ed egli li ricercava con avidità (Magendie).

La sovreccitazione che l'hachisch causa a tutto il sistema nervoso in generale, sembra farsi sentire più particolarmente alla porzione di questo sistema addetta alla percezione dei suoni. L'abbiamo fatto notare precedentemente: l'udito acquista una delicatezza, una sensibilità incredibili. I suoni riecheggiano fino al centro epigastrico; essi dilatano o comprimono il petto, accelerano o rallentano il battito del cuore, smuovono convulsamente tutto il sistema muscolare, o lo gettano nel torpore.

2) Vi è un'altra modalità d'azione dell'armonia a cui principalmente bisogna collegare l'influenza che essa esercita sull'economia vivente. I suoni hanno il potere di risvegliare i nostri ricordi, di provocare certe associazioni d'idee che, a loro volta, mettono in gioco i nostri affetti. In questo caso, essi s'indirizzano più all'intelletto, alla nostra immaginazione che non alla nostra sensibilità. Per *sentire* la musica bisogna comprenderla. Non è come dire che i suoni non devono essere per noi lettera morta, che a ciascuno d'essi, o almeno alle differenti combinazioni ragionate nelle quali essi entrano, bisogna associare delle idee? È qua tutto il segreto della potenza dell'armonia. Per quanto bella sia la musica di un'opera che sentiamo per la prima volta, se le parole non arrivano fino a noi, se non le comprendiamo, se almeno non ne cogliamo le situazioni, l'intenzione, il pensiero degli attori, non ne potremo essere che mediocremente impressionati. Così la musica strumentale non arriverà mai ad eccitare il nostro entusiasmo se non possiamo seguire il pensiero del compositore nelle diverse trasformazioni armoniose. Invano farete ascoltare le opere più valide dei nostri grandi artisti a individui le cui abitudini, i cui costumi politici e religiosi differiscono essenzialmente dai nostri; li troverete indifferenti, perché queste opere parleranno una lingua a loro straniera e che non comprendono. Sono stato testimone di qualche tentativo del genere in Oriente, al Cairo, a Costantinopoli, dove la nostra musica militare era stata introdotta da molti anni. Niente eguagliava la perfetta indifferenza con la quale essa era ascoltata dai turchi o dagli arabi, se non il piacere estremo, l'avidità che mostravano gli stessi individui nell'ascoltare i suoni discordanti d'un cattivo flauto e d'una specie di tamburello in uso tra loro. Accordandosi ad alcune circo-

stanze relative ai tempi, ai luoghi, alla disposizione del nostro spirito, le più semplici melodie, la musica più volgare, possono esercitare su di noi un'influenza che ha del meraviglioso, e di cui l'immaginazione fa le spese. Bisogna aver passato qualche anno lontano dal proprio paese, in paesi dove niente ricordi l'immagine di persone o cose tra le quali si è vissuto, per rendersi conto della natura delle impressioni che può far nascere l'armonia. È allora che il più mediocre menestrello, eseguendo delle arie della patria assente, può elevarsi all'altezza di un Paganini. Evidentemente l'armonia non ha che una parte minima nelle emozioni che vi assalgono; i ricordi, il lavoro dell'immaginazione, fanno tutto.

Pertanto, ricordando ciò che abbiamo detto a proposito dell'esaltazione della memoria e dell'immaginazione tramite l'hachisch, l'influenza della musica sarà già in parte spiegata. Si capirà che idee, ricordi di lutti, di morte, si collegano immediatamente a motivi musicali tristi e malinconici; pensieri di gioia a motivi allegri; ricordi religiosi a motivi religiosi, etc., e che questi pensieri, questi ricordi, esercitano sull'intelletto un'influenza quasi illimitata. La riflessione essendo annichilita, o quasi, l'anima si abbandona interamente e senza riserve a impressioni che non hanno più contrappesi e che tutto, al contrario, spinge all'esagerazione.

3) Dalla sovreccitazione della memoria e dell'immaginazione, sovreccitazione abbastanza viva da non lasciare che poco spazio alle impressioni esteriori, aggiunta all'eccitazione generale dell'intelletto, al disturbo delle idee, nasce uno stato mentale particolare sul quale ho già richiamato l'attenzione: lo stato di sogno. Questo stato modifica le sensazioni prodotte dall'armonia, in modo tale che, benché venute dall'esterno, e avendo la loro origine, il loro punto di partenza nel mondo reale, esse somigliano a quelle creazioni immaginarie che sviluppa lo stato di sogno. Esse assumono in una parola, tutti i caratteri dei fatti psicologici che si è convenuto chiamare allucinazioni. Vedremo più avanti che uno stato patologico degli organi dell'intelletto può essere la fonte di fenomeni di questo genere.

In questo modo si spiega l'energia delle sensazioni, il rapimento, la specie d'estasi che fa provare la musica a coloro che hanno preso l'hachisch. La sovreccitazione della sensibilità, specialmente dell'udito, della memoria e dell'immaginazione, sulla quale abbiamo già detto qualcosa all'inizio di questo capitolo, non potrà renderne conto, se non sarà stata, in qualche modo, assecondata dalla modificazione mentale di cui abbiamo parlato precedentemente. È un fatto di osservazione interiore che si comprenderà facilmente se si rammenta che le sensazioni e le emozioni proprie allo stato di sogno arrivano talvolta ad un così alto grado d'intensità e di potenza che niente nella vita reale può esser loro comparato.

QUINTO FENOMENO: IDEE FISSE, CONVINZIONI DELIRANTI

Questo genere di lesione intellettuale così frequente nell'alienazione mentale, che costituisce da sola la classe più numerosa di alienati, quella dei *monomaniaci*, si riscontra anche nell'hachisch, ma solo quando il delirio è portato a un grado molto elevato, al quale si giunge raramente di proposito.

Non ho avuto che un'occasione di osservarlo su me stesso, e quest'occasione, lo riconosco, non l'avevo cercata. La dose di hachisch era un po' forzata. In quell'epoca (1841) m'impegnavo nelle prime esperienze. Ancora poco agguerrito, mi lasciavo spaventare dagli effetti che provavo. L'idea mi venne quando ero intossicato. Avevano preso il *dawamesc* insieme a me anche il dottor Aubert-Roche e H., un noto architetto di Parigi. All'inizio non accusai alcuno, notai che i miei due commensali erano infinitamente meno agitati di me, e comunque non dissi niente a loro detrimento. Impercettibilmente però, mano a mano che cresceva la mia esaltazione, mi persuasi che il collega che aveva portato l'hachisch me ne aveva dato una qualità differente e assai più attiva, che l'aveva mischiato con dell'*estratto puro.*

È un esperimento, mi dissi, che ha voluto fare; una grave imprudenza! Ma chi mi dice che non ha voluto avvelenarmi... ha voluto avvelenarmi, ed esclamai con forza: «Aubert, lei è un assassino, mi ha avvelenato!» L'aria gioviale con cui questi ascoltò la mia accusa, le parole di consolazione che pronunciò non fecero che accrescere la mia convinzione. Lottai per un po' contro questo pensiero, di cui non misconoscevo in alcun modo l'assurdità. Ma poiché esso si riproponeva incessantemente al mio spirito attraverso i mille ed uno altri pensieri che l'assecondavano, finì col dominarmi nel modo più assoluto. Presto un'illusione, di cui dirò più avanti, fece sorgere un altro pensiero fisso, che pareva essere una conseguenza del primo, ma era più stravagante: ero morto, si era sul punto di sotterrarmi, vale a dire, il mio corpo era morto, la mia anima ne era uscita. Senza dubbio la coscienza offuscata che m'era rimasta, se non della mia personalità, almeno della mia esistenza, mi fece stabilire questa importante distinzione. Era difficile spingere oltre la stravaganza.

Si possono riscontrare idee simili negli alienati; ma si sbaglia di molto se si ritiene che esse siano comuni. In pochi minuti, avevo percorso tutti i gradi del delirio parziale meglio caratterizzato.

Un giovane che aveva preso dell'hachisch venne colpito dal terrore e si persuase di star morendo. Lo si prese in giro. Qualcuno decise di appendere un cappio al soffitto e mostrarglielo: «Siete voi – gli venne detto – che l'avete appeso così; voi non siete più di questo mondo». «Lo so bene, – esclamò il povero diavolo – è spaventoso, vero, morire così giovane e in questo modo!»

Quando l'eccitazione prodotta dall'hachisch è poco intensa, le convinzioni fisse, erronee, sono ancora presenti e anche in grande numero; ma sono fugaci, non fanno che apparire e scomparire. Non è che difficilmente, e solamente a seguito di un grave disordine, che esse penetrano profondamente nello spirito e vi restano più o meno a lungo. Per molto tempo esse sono combattute da un'intima convinzione, dalla coscienza che sappiamo essere vivida al centro dei disturbi causati dall'hachisch. Nei casi di delirio spontaneo o di follia, le idee fisse, quale che sia la loro natura, hanno la caratteristica essenziale di dominare l'intelligenza in modo esclusivo, assoluto, d'assorbire la personalità dell'individuo. Non è altrimenti per le idee fisse sviluppate con l'hachisch, le quali non manifestano i loro caratteri distintivi fino a quando la coscienza, l'io, permangono alterati e partecipano al disordine generale.

Vediamo ora ciò che ci insegna l'osservazione intima sul modo in cui queste idee si formano.

Riportiamoci a ciò che succede nel nostro spirito in questo stato di fantasticheria, in questi momenti in cui lasciamo andare le nostre idee, per così dire, là dove sembra loro bene, libere da ogni vincolo. Esse s'affollano in gran numero nel nostro spirito, ma sono lontane da esserci tutte indifferenti, poiché risvegliano più o meno vivamente la nostra attenzione secondo che si colleghino a qualche passione dominante, a qualche istinto della nostra natura, segreto o dichiarato. Soldati ambiziosi, sognerete battaglie, gradi, onori; sarete colonnello, Maresciallo di Francia... Fanatici religiosi, sognerete l'inferno, i tormenti che attendono i dannati, e voi stessi, se non avete la fortuna di far parte di un piccolo numero di eletti; vi rappresenterete il demonio che afferra la sua preda, anche prima che la vostra anima sia stata liberata dai suoi legami mortali. O anche il paradiso e le sue gioie ineffabili cattureranno i vostri pensieri, entrerete in relazione con la divinità, le rivolgerete la parola, ed essa vi risponderà... Amante, sarete il signore, lo sposo di chi adorate, tutti i vostri desideri si realizzeranno, la sua immagine sarà incessantemente sotto i vostri occhi, abbellita dalla vostra immaginazione. Odioso e pieno di sentimenti di vendetta, perseguiterete il vostro nemico con invettive e parole di maledizione, etc.

Nello stato normale, vale a dire, nel nostro stato di potenza riflessiva e di perfetta indipendenza, di *self-power*, secondo l'energica espressione inglese, vediamo queste idee attraversare il nostro spirito, come se ci fossero in qualche modo estranee; il minimo impulso della nostra volontà le fa variare all'infinito, come le immagini di un caleidoscopio agitato dalla nostra mano; ce ne sbarazziamo senza fatica.

Ma, quando ciò avviene per l'azione dell'hachisch o per cause di natura differente, quando questa potenza intellettuale, di cui parliamo sin dall'inizio, viene a indebolirsi, ad annichilirsi, anche completamente, in modo passeggero o permanente, subito questo pensiero, questo sogno, che altrimenti si limiterebbe ad attraversare il vostro spirito, si trasforma in convinzione, in credenza fissa, perché la riflessione guidata dalla coscienza intima non viene a combatterla, ad accusarla d'impostura e a rigettarla. Sotto l'influenza dell'hachisch, a meno che, come abbiamo detto, l'eccitazione non sia eccessiva, le idee fisse sono molto effimere. S'immaginano talvolta le cose più incredibili, le più mostruose bizzarrie alle quali ci si abbandona anima e corpo, poi di colpo, all'improvviso, come se fosse un lampo, la riflessione ritorna, e voi ristabilite il potere su voi stessi, riconoscete l'errore a cui vi siete abbandonati. Eravate, in una parola, folli, e siete tornati ragionevoli. Ma resterete convinti che, spingendo le cose un po' più lontano, le idee fisse avrebbero avuto grandi chances di dominarvi completamente e per un arco di tempo di cui non sapreste stabilire il termine.

Come si vede, e non credo di sbagliarmi, non stiamo facendo affatto della teoria in materia di psicologia. Segnaliamo semplicemente dei fatti d'osservazione intima, descriviamo fenomeni che ciascuno è in grado di verificare da sé, e che, ai nostri occhi, hanno la stessa garanzia di certezza delle operazioni normali del nostro spirito, che sono più facili da percepire e sulle quali nessuno ha mai sollevato dubbi.

Locke ha detto da qualche parte, parlando delle convinzioni deliranti degli alienati: «Non mi sembra che i folli abbiano perso la facoltà di ragionare; ma, *avendo associato male alcune idee* essi le prendono per verità».

Ed altrove: «Dopo aver convertito le loro proprie fantasie in realtà, *con la forza della loro immaginazione*, essi ne traggono conclusioni molto ragionevoli».

Fin qui, non si è andati al di là di questa spiegazione data dalla filosofia inglese. C'è bisogno di dimostrarne l'insufficienza? Locke si limita evidentemente a esprimere il fatto fondamentale della follia con queste parole: *avendo associato male alcune idee.* Non dice, non cerca neanche di dire perché questa associazione viziosa ha avuto luogo, e soprattutto come succede che coloro in cui si è operata, si lascino imporre queste idee false, vi aderiscano irresistibilmente, in modo tale che nessun ragionamento, nessuna potenza morale può distoglierli. Ogni giorno, in ogni istante, se ci esaminiamo attentamente, non si formano forse nel nostro spirito molte associazioni simili, senza che ci lasciamo indurre da esse in errore? Locke sembra attribuirle all'immaginazione, ma non indica la fonte a cui l'immaginazione attinge questa nuova e straordinaria forza. Ciò che stiamo dicendo prova che essa risiede essenzialmente nell'*eccitazione*, fatto *primitivo*, *generatore* di tutti i fenomeni del delirio.

In effetti, se mi sono fatto ben comprendere, se non si è dimenticato in seno a quali circostanze, in quali condizioni intellettuali, le idee o convinzioni deliranti hanno preso origine e si sono fissate nello spirito, si riconoscerà subito questo fenomeno dell'eccitazione di cui mi sta così a cuore dare un'idea esatta, e che chiamerei volentieri una *dissoluzione*, una disgregazione molecolare dell'intelligenza, se osassi esprimerla come la sento. L'idea fissa è il risultato di questa decomposizione intellettuale, risultato che persiste, anche quando sotto molti aspetti questa decomposizione è cessata e l'intelligenza s'è, in qualche modo, ricomposta: è l'idea principale d'un sogno che segue un sogno che l'ha generata.

Un legittimo procedimento induttivo ci autorizza, mi sembra, ad estendere il modo di generazione che abbiamo riconosciuto per le idee fisse nate sotto l'influenza dell'hachisch, anche a quelle che caratterizzano i diversi generi di alienazione mentale compresi sotto il nome generico di *delirio parziale*.

Vediamo ancora se l'osservazione ordinaria non ci fornisca nuove prove.

Diciamo anzitutto, o piuttosto ripetiamo ciò che è stato detto nel prologo: si tratta di un atto tutto di coscienza, d'osservazione intima, che niente rivela all'esterno, se non alcuni sintomi, spesso troppo fugaci per poter essere notati. L'esplorazione, in questo caso, deve dunque essere orientata dai malati medesimi. Sta a loro dirci ciò che hanno provato, ciò che hanno sentito; in una parola, è dalla loro bocca che dobbiamo apprendere ciò che cerchiamo di sapere. Da parte nostra, precisando bene le nostre domande, dobbiamo fare in modo di metterli sulla strada giusta; essi non vi arriveranno mai da soli.

Esaminiamo anzitutto in quali circostanze si sviluppano le convinzioni deliranti negli alienati.

Fisiche o morali, le cause morbose hanno per risultato immediato di scuotere in modo più o meno brusco le facoltà intellettuali esagerando la loro azione, detto altrimenti, sovreccitandole. Anteriormente a tutte le idee fisse, è esistito questo stato di eccitazione generale delle facoltà intellettuali, questa agitazione confusa, rapida, delle idee, questa specie di movimento oscillatorio dell'azione nervosa, che caratterizza il fatto psicologico che abbiamo chiamato: il *fatto primordiale*.

Prendiamo ad esempio le affezioni tristi, che sono incomparabilmente la causa più frequente delle idee malinconiche. La loro azione è tanto più temibile quanto più è brusca ed istantanea. Ora, se si esamina da vicino questa azione, si troverà una completa analogia con i risultati immediati di una commozione più o meno forte subita dal cervello, d'una congestione di questo organo, di una sincope o d'uno svenimento, etc. vale a dire disturbi, oscuramenti più o meno rapidi e completi della facoltà di pensare, dissociazione delle idee, perdita più o meno completa, ma poco duratura, della coscienza intima.

Le cose non accadono mai in altro modo, quale che sia la natura delle cause che intervengono nella produzione di idee fisse.

Non possiamo invocare a sostegno di ciò che stiamo dicendo la testimonianza degli autori che hanno scritto sull'alienazione mentale. Ed ecco la ragione.

Le ricerche delle quali ci si occupa, concernenti le cause della follia, i primi sintomi che hanno segnalato la sua invasione, etc, si limitano esclusivamente ai disturbi fisici e morali che sono sembrati avere i rapporti più immediati con la manifestazione del delirio, o anche, se si vuole, con i cambiamenti più insignificanti che sono sopraggiunti nel carattere, nelle abitudini, nelle affezioni del malato; non si va oltre.

Il tal signore, avendo avuto dei vivi dispiaceri, oppure in conseguenza di un violento accesso di collera, o meglio ancora a seguito della soppressione di un flusso emorroidale, diventa taciturno, bizzarro. Ed ecco che le sue abitudini cambiano completamente. Era misurato ed economo, diventa prodigo e dissipatore.

Questa è la formula invariabilmente seguita per la descrizione dei differenti casi di alienazione. Ma ci si accorge subito che dal punto di vista psicologico vi sono profonde lacune, e che le cose in tal modo vengono viste solo in superficie.

Per penetrare più a fondo nella nascente malattia, seguirla passo a passo nel suo sviluppo, non solamente esteriore e sensibile, ma interiore, al fondo stesso della coscienza, è su se stessi che bisogna poterla studiare; o meglio ancora, benché ciò sia infinitamente meno sicuro, farsene dar conto dai malati medesimi.

Si incontrano, in effetti, talvolta, sfortunatamente troppo raramente, dei malati cresciuti in circostanze eccezionali di educazione che, sia dopo una buona e completa guarigione, sia negli intervalli di salute che certe intermittenze gli lasciano, sono perfettamente in grado di fornirci i più preziosi insegnamenti, se solo si riesce a orientare il loro pensiero verso il soggetto che ci interessa.

Per alcuni tra gli alienati a delirio parziale, questa forma di delirio è stata preceduta da quella che riassume nella sua più alta espressione, all'inizio e nel corso della malattia, la modificazione *primitiva* alla quale noi colleghiamo tutte le lesioni intellettuali, il disordine *maniaco*. In questi casi, almeno, è incontestabile che, secondo l'espressione di cui Esquirol si serve per caratterizzare specialmente la mania, "la molteplicità, la rapidità, l'incoerenza delle idee, in una parola, lo *sconvolgimento di tutti gli elementi dell'intelligenza*" hanno preceduto le idee fisse. .

Queste parole del maestro, possiamo rivendicarle per tutte le specie di delirio parziale.

Mi rifarò alle memorie dei medici che frequentano abitualmente gli alienati, che hanno vissuto tra loro; quando questi malati erano in grado di comprenderli, gli hanno spesso rivolto questa domanda o altre simili: «Come è cominciata la vostra malattia? Come avete potuto mettervi in testa delle idee così assurde, così stravaganti?» «Questo me l'han fatto i dispiaceri; ero così vivamente preoccupato che mi sono sentito tutto sconvolto; non c'ero più del tutto; avevo perso la testa; le mie idee erano senza capo né coda; non sapevo più ciò che dicevo né ciò che facevo, e allora ho immaginato che...» È l'idea fissa, l'idea che in seguito dominerà l'intelligenza e seguirà ai disturbi generali, allo sconvolgimento delle facoltà, che sarà passata con la rapidità di un lampo.

Le idee fisse non prendono sempre così d'assalto l'intelligenza; esse talvolta debbono sostenere alcune lotte con la coscienza intima. È il momento delle incertezze, dell'irresolutezza, dell'ansietà, della mobilità estrema dei pensieri, in una parola; è ancora l'eccitazione, meno intensa se si vuole, e, che mi si passi l'espressione, più stemperata che nel primo caso; ma è sempre lo stesso fenomeno psicologico, è il fatto primordiale.

Una volta scoppiato il delirio parziale, una volta che, per così dire, le convinzioni deliranti hanno preso diritto di cittadinanza nell'intelligenza, è estremamente raro che vi restino in uno stato stazionario. La loro intensità, il grado d'influenza che esercitano sull'insieme delle facoltà morali, sulle determinazioni dell'individuo sono lontane dall'essere sempre le stesse. Talvolta esse scompaiono completamente, per ricomparire in seguito, quasi sempre con una nuova energia ed un'autorità più assoluta. In altri termini, esse subiscono fasi di remittenza e d'intermittenza.

Che si studino con cura scrupolosa e perseverante le modificazioni che stiamo descrivendo, le circostanze nelle quali esse si sviluppano; che si interroghino minuziosamente i malati su ciò che provano nel momento stesso in cui le loro idee fisse li opprimono di più...

Per indicare di seguito i due punti estremi: negli uni, ciò si mostrerà semplicemente attraverso i segni d'una leggera eccitazione che contrasterà con la calma di cui essi godevano precedentemente; negli altri, appariranno improvvisamente, o in rapida progressione, tutti i sintomi che caratterizzano la mania intensa. La maggioranza offrirà dei sintomi intermedi quali: durante il sonno, agitazione, sogni, incubi, risvegli di soprassalto, etc.; durante la veglia, irresolutezza, mobilità delle idee, fantasticherie, distrazioni di ogni genere, timori vaghi, presentimenti, sentimenti di oppressione nella regione precordiale. Poi, in seno a questi disordini sempre crescenti, riapparizione di idee fisse, all'inizio fugaci, passeggere, e presto infine con tutto il loro imperio. Nessuno ignora che, negli ospedali e nelle case di cura, bisogna raddoppiare la sorveglianza dei monomaniaci le cui idee fisse rendono pericolosi per gli altri o per se stessi, quando appaiano segni di eccitazione.

Ciò che prova in modo definitivo che le modificazioni intellettuali che stiamo descrivendo sono la fonte primitiva di tutte le idee fisse, è che frequentemente i malati nei quali esse si manifestano, dimenticano, lasciano, per così dire, da parte le loro idee fisse abituali, per adottarne di nuove, spesso nel quadro delle loro preoccupazioni attuali.

Non è forse lo stato particolare del cervello che con una pittoresca e insieme veritiera espressione, Esquirol ha chiamato, stato catalettico? Ne ho citato all'inizio un esempio interessante. Ed eccone altri due che prendo a prestito da Esquirol.

«Una signora crede che suo marito voglia ucciderla con un colpo di fucile, essa fugge di casa e si getta in un pozzo. Le viene detto che volendo ucciderla, il veleno è un mezzo più facile: successivamente ella ha paura del veleno e rifiuta ogni genere di nutrimento.

Un malinconico si crede disonorato; dopo aver cercato invano di rassicurarlo, gli si offrono parole consolatorie di tipo religioso, e presto egli si persuade di essere un dannato».

Un volta spezzati i legami delle associazioni d'idee regolari, i pensieri più bizzarri, più stravaganti, le combinazioni d'idee più strane si formano e s'installano per così dire d'autorità nello spirito. La causa più insignificante può farle nascere, esattamente come nello stato di sogno.

«La città di Die è dominata da un rocca che si chiama U; un giovane aggiunge la lettera u alla parola Die, ne fa la parole Dieu (Dio), e tutti gli abitanti di Die diventano per lui *dieux* (dei). Presto riconosce l'assurdità di questo politeismo e concentra allora la divinità nella persona di suo padre, essendo l'individuo più rispettabile di questa contrada» (Esquirol). Nella mania, o semplicemente nell'eccitazione maniaca, queste associazioni viziose si formano e disfano con la stessa rapidità; il malato è lo zimbello delle convinzioni più diverse. Nel delirio parziale, solamente alcune di queste combinazioni che, per la probabile reazione di qualche passione energica, sono rimaste, per così dire, al centro di questa confusione, di questo caos di idee, occupano lo spirito.

Il signor X, negoziante ritiratosi dagli affari da qualche anno, si preoccupava molto del matrimonio di una figlia unica sulla quale aveva concentrato tutti i suoi affetti. Egli metteva in questa vicenda l'irresolutezza, l'incertezza, la prudenza meticolosa e timorosa proprie del suo carattere, e che, stavolta, erano accresciute da tutta la vivacità del suo amore paterno.

Questa irresolutezza era stata la ragione per cui diversi buoni pretendenti erano stati rifiutati. Erano seguiti rimpianti, e il signor X faceva a se stesso amari rimproveri, lamentando d'aver compromesso la fortuna della figlia. Quest'ultima, infine, aveva raggiunto un'età che non consentiva ulteriori indugi, e dunque il signor X approvò la proposta di una persona che gli sembra corrispondere alle condizioni di patrimonio e di posizione sociale che desiderava. Le cose erano già molto avanti, quando il signor X, ricadendo nel suo stato d'indecisione, credette di dover nuovamente rimandare.

Ben presto, la sua ragione parve evidentemente alterata. Il signor X, lamentò d'aver mancato alle più semplici esigenze della probità e della lealtà, agendo con una prudenza offensiva nei riguardi del suo futuro genero. Quest'ultimo si sarebbe vendicato portando la questione in tribunale e denunciandolo per calunnia. Dunque, egli era un uomo perduto, disonorato; la sua onta ricadeva su tutta la famiglia. Vide un solo modo per prevenire tutti questi guai: uccidersi. Fortunatamente, i suoi funesti disegni non sfuggirono alla sua famiglia, che seppe sventare tutti i suoi tentativi. Ed egli fu condotto nella nostra casa di cura.

Tali sono i sintomi della malattia, descritti a partire dalle informazioni date dai parenti.

Ma noi non ci atterremo a questo esame superficiale, che non ci dice assolutamente nulla dello stato psicologico del malato. È lo stesso signor X che supplirà.

Qualche settimana dopo il suo arrivo, il signor X ritrovò la ragione. Fu in grado, non soltanto di rendere conto esattamente di ciò che gli era successo ultimamente, ma anche di risalire all'epoca in cui era cominciata la sua malattia. Trascriverò fedelmente le sue parole. Gli chiesi come avesse potuto mettersi in testa idee così assurde come quelle di cui ci aveva spesso parlato, se gli era possibile renderne conto: «Ciò – disse – non è facile; è tutto molto confuso nel mio spirito. Quel che so è che, pochi giorni prima, senza che possa spiegarmi perché, ero come stordito; in certi momenti sapevo a malapena cosa stavo facendo. Avevo distrazioni incredibili; mi sorprendevo a pensare a tutt'altro da ciò che avrei voluto. Cosa che non mi era mai successa, parlavo da solo, o piuttosto mormoravo qualche parola senza seguito. Sentivo bene che la mia testa fermentava, ma non provavo alcun male, e non mi sarei mai sognato di parlarne al mio medico, se, affaticato dal fatto di non poter dormire da qualche tempo, e tormentato da non so quale spiacevole presentimento, non avessi temuto di cadere malato. Questo presentimento non era troppo fondato. Pochi giorni dopo, continuando in questo stato, provavo nella testa una sorta di vuoto immenso e nello stesso tempo sentivo sul petto come un peso che m'impediva di respirare. Improvvisamente mi venne l'idea che M, malcontento del mio modo di procedere, potesse intentarmi un processo, perseguirmi per diffamazione. Dopo di ché questo maledetto pensiero non mi ha più lasciato...»

«Nei suoi momenti d'insonnia, lei era sempre tormentato dalle stesse idee, dal timore d'aver offeso M?»

«Mio dio no; nelle mie crisi, nei miei attacchi di *febbre morale*, come dicevo, a forza di pensare a troppe cose insieme, non pensavo a niente. Solo quando ritrovavo un po' di calma mi preoccupavo di tutte queste sciocchezze».

I primi giorni dopo il suo arrivo a Ivry, il signor X sembra un po' scosso nelle sue false convinzioni, per il provvedimento che si è preso nei suoi riguardi. Egli ne parla continuamente, ma con una sorta di ritegno. È anche facile richiamare la sua attenzione su altre questioni. Qualche tempo dopo, un mattino, alzandosi dal letto, il signor X viene preso da un'eccitazione assai viva. Una profonda inquietudine è dipinta nella sua fisionomia. Gli occhi sono animati, la lingua è coperta da una patina giallastra, l'alito è forte e fetido, la pelle secca, il polso varia da 72 a 76 battiti. È sempre in movimento, va e viene come se non sapesse cosa fare. Non aspetta che gli si rivolga la parola per parlare dei suoi dispiaceri, dei suoi timori. È una vera eccitazione maniaca innestata sul delirio parziale, poiché tutti i suoi pensieri hanno l'impronta delle sue false convinzioni; ma queste ultime hanno acquisito una foga straordinaria che richiede la più attiva sorveglianza. Per la prima volta, il signor X ha avuto un'allucinazione. È stato, dice, svegliato di soprassalto da una voce che gli ha detto in diverse riprese e in modo perfettamente intelligibile: «Non dubitare, ci sarà il processo; tu sei perduto; tu, tua moglie, tua figlia!» In pochi giorni, il male ha acquisito tutta la violenza di un accesso di mania, ma senza incoerenza nelle idee: è la passione maniaca aggiunta alla fissità delle idee che caratterizza il delirio parziale. Come si sa, le principali caratteristiche del delirio maniaco sono: 1) la sfrenatezza, l'incoerenza dei pensieri; 2) una sorta di irritazione, di collera, di furore sempre imminente e pronto a esplodere. Nel signor X queste sono le passioni messe in gioco dalle sue idee fisse che sembrano ribollire nel suo seno, oscurando il suo senso intimo, trascinando la sua volontà, troppo debole a causa del vacillamento cerebrale per resistere al minimo impulso. Evidentemente, le idee fisse non hanno cambiato natura e sono rimaste quelle che erano; ma l'eccitazione maniaca (non dimentichiamo ciò che intendiamo con questo: mobilità delle idee, rapidità di concettualizzazione, vivacità delle sensazioni intime, fantasticherie, etc.) ha comunicato loro un'energia, una violenza non ordinaria. Questo stato è durato quattro o cinque giorni; dopo di ché, sotto l'influsso d'un medicamento derivativo molto energico, il signor X riprese poco a poco la sua calma abituale e finì anche per ristabilirsi completamente.

Qui comincia un nuovo e breve periodo di sintomi che sembrano essere la contro-prova di quello di cui ho reso conto sin qui.

Come abbiamo visto le idee fisse diventare più intense a seguito dell'aggravarsi del disordine generale, così le vedremo affievolirsi man mano che il disordine diminuirà. È stato facile, in effetti, seguire per così dire passo a passo questi due ordini di sintomi nella loro decrescenza progressiva. Calmatosi, il signor X era più raggiungibile dai nostri consigli, che comprendeva meglio, e che lo portavano anche a riflettere; sempre più rientrava in rapporto con le cose esteriori. Nei giorni precedenti quasi interamente concentrata sulla sua persona, la sua esistenza morale, ora, cominciava a espandersi all'esterno. Dava più retta ai ragionamenti con i quali si combattevano le sue idee dominanti.

Così, insistiamo su questo punto che ci sembra importante, con l'affievolimento graduale dell'eccitazione sparivano, non le idee fisse, ma la tenacia, la convinzione incrollabile sulla quale s'appoggiavano. Da assolute, irresistibili, fatali che erano, finché durò la modificazione psico-cerebrale che le aveva originate, esse divennero sempre più simili a idee erronee alle quali nessuno sfugge neppure nello stato di più perfetta salute morale.

A questo punto, il signor X, che, per mille ragioni, le une plausibili, almeno in apparenza, le altre evidentemente assurde, non aveva voluto fare sin qui alcuna concessione, e s'era impegnato totalmente sulle sue idee dominanti, pur sostenendole ancora, dichiara tuttavia che se una persona in cui aveva fiducia e che era ben al corrente dei suoi affari, suo fratello, fosse venuto ad assicurargli che era in errore, gli avrebbe creduto. Suo fratello fu ammesso a visitarlo, e il signor X dopo qualche ora di conversazione con lui, ci annunciò che non credeva più a niente di tutto ciò che ci aveva detto; si trattava – disse – soltanto di chimere. Era guarito.

Chi non avesse seguito, così come io ho fatto, il delirio in tutte le sue trasformazioni, giorno dopo giorno, ora per ora, avrebbe potuto sicuramente ingannarsi sulle caratteristiche di una simile guarigione e attribuirla ad un'influenza tutta morale. (Gli autori hanno descritto più di un fatto di questa natura, e questi fatti sono stati così male interpretati, almeno a mio avviso, che anche questo avrebbe potuto esserlo).

Ma la guarigione del signor X non fu che apparente: quando il malato poté conversare con suo fratello, le strade erano già preparate; la causa organica della malattia era quasi interamente scomparsa; il malato aveva cessato d'essere lo zimbello d'una idea fissa, restando vittima di un semplice errore; e non è stupefacente che questo errore si sia vanificato di fronte alle affermazioni di una persona in cui il signor X aveva fiducia.

Come ho già detto precedentemente, il miglioramento che ho segnalato nello stato del signor X non è durato che poco tempo, quarantott'ore al massimo. Dopo di ché la malattia ha perseverato conservando il suo andamento remittente, con i sintomi segnalati sin qui, salvo alcune modificazioni nella natura delle idee fisse, sulle quali è importante fermare un momento la nostra attenzione.

Quasi ad ogni attacco, queste idee si sono orientate su soggetti differenti. In principio, si deve ricordare, esse erano relative ad un preteso processo causato dal suo futuro genero da cui il signor X si credeva minacciato.

Successivamente, perfettamente rassicurato su questo punto, il signor X si persuase che una persona con cui aveva avuto alcuni dissapori relativamente a degli affari commerciali, rinnovando delle questioni sopite, e dando corso a dei rancori fino a quel momento dissimulati, andava mettendo in opera azioni per farlo fallire e rilevare la sua fortuna, acquisita in vent'anni di lavoro. Un'altra volta i suoi timori si fissavano sulla sua salute. Tante emozioni, tante irregolarità di condotta dettate dalle sue stravaganze l'avevano, diceva, gettato in uno stato di sfacelo da cui non poteva più sollevarsi; la sua esistenza era ormai impossibile. Per ultimo, credendosi colpevole d'ogni sorta di cattiva azione, si convinse che la polizia, fino a quel momento tollerante a causa del suo stato di alienazione mentale, aspettava soltanto che egli si ristabilisse completamente per arrestarlo.

Queste variazioni così numerose e così intercambiabili di idee fisse non sono forse un indice certo del fatto che al di là di queste stesse idee, esiste uno stato particolare dell'intelletto, che ne è la fonte primitiva e necessaria?

Tra altre osservazioni di questo genere, quella che abbiamo descritto merita il primo posto per le sue caratteristiche fortemente accentuate e capaci di richiamare l'attenzione. Non è frequente incontrare dei malati che possono esaminare con esattezza le loro sensazioni intime, anche quando la coscienza è, per così dire, pronta a sfuggire loro. Più spesso l'osservatore ne è edotto dai segni esteriori e sappiamo che vi sono, in ciò, numerose possibilità d'errore, atteso che questi segni possono mancare anche quando il disordine psichico primitivo è abbastanza intenso. È precisamente ciò che è successo al signor X all'inizio della sua malattia. Già, in effetti, le sue idee erano, come dice egli stesso, tutte ingarbugliate, almeno in certi momenti, la sua testa non c'era più, ma all'esterno non si vedeva ancora in lui qualcosa di più di un'irresolutezza, una debolezza di carattere che non sapeva prendere alcun partito.

Citerò ancora un paio di altri fatti che, se sono meno completi per certi versi del precedente, possono nondimeno contribuire a risvegliare l'attenzione degli osservatori sul soggetto che ci interessa.

La signora Y è tormentata da alcuni anni da idee fisse e da allucinazioni della vista, dell'udito, del gusto e dell'odorato. Non dirò altro, al momento, delle allucinazioni, di cui parlerò in un capitolo a sé. Ella è persuasa che alcuni membri della sua famiglia hanno voluto avvelenarla per appropriarsi della sua fortuna, ed è egualmente convinta che molti altri mezzi ancora sono stati messi in atto per ucciderla.

Queste idee non la lasciano mai; ma sono lontane dall'avere sempre la stessa intensità, vale a dire d'esercitare la stessa influenza sulla malata. Abitualmente la signora Y sembra preoccuparsene appena, ne parla raramente, anche quando la si sollecita un po'. Ella si comporta molto convenientemente, e niente assolutamente tradisce il disturbo delle sue facoltà. Ad intervalli abbastanza distanziati, sopravviene l'eccitazione. La fisionomia si anima, le guance si colorano vivamente, la signora Y diventa irritabile, cerca di litigare con quelli a cui rimprovera il suo isolamento, è estremamente loquace. I suoi discorsi sono interminabili e sono esclusivamente in rapporto alle sue idee dominanti. Vuole intrattenere tutti sulle persecuzioni alle quali è sottoposta, accoglie con disdegno e spesso con collera i consigli che le diamo. Non smette di sollecitare la sua libertà; inventa mille scuse per recuperarla, contro la volontà dei responsabili dell'istituto.

Talvolta questa eccitazione raggiunge la violenza di un attacco di mania, senza mai che le idee diventino incoerenti ed escano dal cerchio delle idee fisse.

Il signor N ha 48 anni e nella sua famiglia, che è molto numerosa, alcun membro è mai stato colpito da affezione cerebrale o da qualche altra malattia nervosa. Nel 1831, è stato colpito da un violento reumatismo articolare che è durato sei settimane e contro il quale sono stati impiegati salassi locali e, senza dubbio, oppiacei. Nel 1832, poco dopo la fine dell'epidemia di colera, il signor N, che si era molto spaventato della stessa, fu colpito da una gastrite resistente ad ogni trattamento. «Nel giro di quindici mesi circa – dice il malato – i miei nervi cominciarono a risentirsi, ad eccezione di quelli della testa; vale a dire che avevo nelle braccia, nelle gambe delle inquietudini, dei brividi o piuttosto dei fremiti assai penosi. I miei dolori di stomaco diminuirono sensibilmente, e, nei tre anni seguenti, divennero sopportabili. A partire da questo periodo fino al 1841, ne ho risentito solo saltuariamente. Dopo molti anni divenni soggetto a mali di testa. Verso la fine del 1841 questi ultimi diventarono improvvisamente estremamente violenti, e nello stesso tempo i miei mali di stomaco scomparvero completamente. Dato a quel momento la mia malattia morale».

Prima di andare oltre, ho pregato il signor N di precisare, per quanto gli fosse possibile, ciò che sentiva in quell'epoca: «Cosa provava nella sua testa? Dove aveva male?» Portando entrambe le mani ai lati della fronte: «Mi sembrava – dice – che me la comprimessero; sentivo dei calori e, come ho detto molte volte a mia moglie, credevo che il mio cranio si sollevasse».

«È allora che le vostre idee si guastarono, si scombinarono?»

«Ero stordito, avevo dei capogiri, non potevo più pensare: avreste potuto rivolgermi la più semplice domanda che io non sarei stato in grado di capire. Ero costretto a lasciare ogni genere di occupazione, non ero abbastanza padrone delle mie idee per continuare. È così che sono caduto nello stato in cui mi vedete attualmente».

Ecco qual'è questo stato: il pensiero è indubbiamente in uno stato catalettico; le idee più indifferenti possono assumere improvvisamente il carattere di idee fisse. Invano il signor N si sforza di respingerle, di dimenticarle, orientando la sua attenzione su soggetti che lo interessino vivamente; queste idee restano, si ripresentano incessantemente al suo spirito: è il suo incubo perpetuo. «Avviene con queste idee – mi diceva – come con quei motivi musicali che ripetiamo involontariamente, se non a viva voce, almeno mentalmente, e ciò per ore intere, e anche giorni, senza che possiamo liberarcene».

È degno di nota che, in questo caso, la fissità delle idee è del tutto indipendente da affezioni. Esse sono, come abbiamo detto, del tutto indifferenti; e non di natura tale da eccitare la sua curiosità. Così, ad esempio, il signor N fa un giorno una passeggiata fuori dallo stabilimento con il suo domestico. Invita quest'ultimo a rinfrescarsi prendendo un po' d'acqua e di vino come fa egli stesso. Poi si dice: «Quest'uomo ha accettato la mia offerta, forse ama il vino!» E questa idea non lo lascerà più per molti giorni; lo tormenterà incessantemente. Il signor N si dice e si ripete mille e mille volte: «Ma che m'importa che quest'uomo ami il vino (se poi l'ama davvero)? Che ho a che vedere io con ciò? Perché m'inquieta? Come mai questa idea stramba s'accanisce così dentro di me, e peggio ancora, mi affligge così vivamente come il pensiero più triste?» Il signor N mi racconta questa nuova bizzarria. Si persuade che un modo per sbarazzarsene sia confidarsi con il suo domestico; ma, nello stesso tempo, teme che un'altra idea più stravagante la rimpiazzi immediatamente. Gli consiglio di non parlarne, e, per più di trentasei ore, non ne ha avute altre, ma ne è stato molto tormentato. Infine essa ha dovuto cedere il posto a un'idea d'altro genere: una sera, mettendosi a tavola, il signor N nota che una signora con cui cena abitualmente, ha messo, quel giorno, diversamente dal solito, una camicetta con i bottoni dorati: «Ma perché mai questa signora s'è messa questa camicetta oggi?» si domanda. In seguito non vi è più posto nel suo spirito che per questo pensiero; l'immagine della signora con la camicetta non esce più dai suoi ricordi; e risveglia idee erotiche che gli fanno molto male.

Il signor N è particolarmente tormentato dalle sue *fissità*, come le chiama, la notte, quando non riesce a dormire. È di notte anche che prova una sensazione di natura particolare che gli annuncia infallibilmente l'arrivo delle sue idee stravaganti. Il signor N la descrive così: «È come un flusso di fluido elettrico che mi avviluppa improvvisamente dalla testa ai piedi, una specie di fremito generale, ho dei capogiri, sono stordito, mi gira la testa. Ci sono momenti in cui potrei paragonare me stesso a una corda d'arpa pizzicata con forza».

Tutto ciò è caratteristico; non abbiamo bisogno d'insistere.

La malattia segue un decorso francamente remittente, almeno da quando l'osserviamo.

Le recrudescenze sono invariabilmente annunciate da un'eccitazione più o meno viva. I tratti del malato, dove regna abitualmente la calma più perfetta, divengono mobili, inquieti; gli occhi s'animano, il viso impallidisce. Il signor N non può stare fermo, s'agita sulla sedia, le sue parole sono precipitose, esse non sono sempre, a dire del malato, in armonia con i suoi pensieri, ma non sono incoerenti. Le fissità diventano numerose. Il signor N dispera sempre più nella sua guarigione; si lamenta, s'irrita con se stesso, etc.

Limitiamo qui le nostre citazioni, per riassumere in poche parole ciò che stiamo dicendo.

1) Anteriormente ai fatti che abbiamo riportato, l'osservazione interiore, l'osservazione della coscienza intima, ci aveva permesso di stabilire che la disaggregazione delle idee e lo stato di sogno che ne è conseguenza naturale erano la sorgente primitiva, il fatto psichico primordiale delle idee fisse.

2) Abbiamo constatato per queste stesse idee una fonte assolutamente identica negli alienati, sia che le si consideri il loro punto di partenza, o che si manifestino in altri periodi della malattia.

Ci resta da parlare di un fatto di patologia mentale di grande importanza e che sostiene la tesi che ho sviluppato.

Si sa che, nella stragrande maggioranza dei casi, per poco che il delirio parziale si prolunghi, gli individui che ne sono colpiti finiscono col cadere nella demenza.

Ora, dal punto di vista psichico, c'è poca differenza tra il delirio dei dementi e quello dei maniaci. Negli uni come negli altri, la lesione intellettuale pesa egualmente sull'insieme delle facoltà morali. Non misconosco la differenza di natura di questa lesione nella mania e nella demenza; non confondo assolutamente la sovrabbondanza di idee, l'attività eccessiva, l'energia dei ricordi e dell'immaginazione che si trova da una parte, con l'indebolimento dell'intelletto, della memoria e dell'immaginazione che si osserva dall'altra; ma, in entrambi i casi, il risultato psichico è essenzialmente lo stesso, vale a dire l'incoerenza, la dissociazione delle idee, l'impossibilità di formulare dei giudizi, etc.

Da queste considerazioni non risulta forse che le idee fisse o convinzioni deliranti che costituiscono ciò che si è convenuto di chiamare il delirio parziale o la monomania, non hanno affatto un'esistenza assoluta, ma, come tutti gli altri fenomeni fondamentali del delirio, dipendono essenzialmente da una lesione generale delle facoltà? La prova che le cose stanno così consiste nel fatto che, per tutta la durata del male, questa stessa lesione non manca mai di riprodursi, dopo essere stata qualche tempo più o meno dissimulata dalla predominanza di alcune idee stravaganti nelle quali il disturbo generale è sembrato concentrarsi momentaneamente.

Concludendo queste considerazioni sul delirio parziale, diremo qualche parola sulla natura psichica delle idee fisse.

Fin qui, secondo noi, come tutti i fenomeni originari del delirio, le idee fisse non sono state indagate se non in maniera superficiale, nella loro espressione esteriore piuttosto che nella loro natura intima. Dicendo: "Sono malati che si persuadono, che affermano questa o quella cosa", si è creduto di esprimere il fenomeno per intero, senza cercare di capire da quali combinazioni mentali questo stesso fenomeno fosse prodotto.

Secondo noi, per quanto semplice la si supponga, da quali apparenze di ragione si sviluppi, l'idea fissa non può essere che il risultato d'una modificazione profonda, radicale, dell'intelligenza, d'uno sconvolgimento generale delle nostre facoltà.

Essa è l'indice di una trasformazione totale dell'essere pensante, almeno nei limiti di un certo tipo d'idee.

La si confonde talvolta, specialmente negli ultimi tempi, con l'errore, ma ciò va contro tutte le nozioni psicologiche.

Un folle *non si sbaglia mai*. Agisce intellettualmente in una sfera essenzialmente differente dalla nostra, da quella "in qua movemur et sumus". In quanto alienato, egli ha una convinzione contro la quale né la ragione altrui né la sua propria, sapranno prevalere; non più di quanto nessun ragionamento, nessun pensiero dello stato di veglia sapranno riorientare i ragionamenti ed i pensieri dello stato di sogno.

Tra l'uomo alienato e quello ragionevole – mi riferisco a due stati dello stesso individuo – esiste la stessa differenza che c'è tra l'uomo che sogna e quello che è sveglio.

Le idee fisse non sono, per così dire, che delle parti separate, dei veri fenomeni episodici d'uno stato di sogno che, nei limiti di queste idee, continua durante la veglia.

Da sempre il linguaggio comune ha sancito questa verità, applicando particolarmente agli alienati dominati dalle idee fisse, la denominazione di *sognatori!*

E, cosa degna di nota, questi malati stessi non credono mai meglio caratterizzate le loro idee stravaganti che non chiamandole sogni; quando riacquistano la salute, essi non se ne ricordano se non come disturbi d'un sogno più o meno bizzarro, più o meno prolungato.

Non ignoro che non sarà facile risolversi ad ammettere che un individuo le cui idee, parole, comportamenti, sono quelli d'un uomo che ha coscienza della sua situazione nel contesto delle persone e delle cose in cui vive; che questo individuo, diciamo, sia realmente in stato di sogno quando esprime idee bizzarre, in opposizione al senso comune.

Tuttavia niente è più reale di questo stato di sogno parziale e circoscritto nei limiti di alcune idee. Ci si può facilmente assicurare di ciò sottomettendosi, anche solo per qualche istante, all'influenza dell'hachisch. Ci si convincerà perfettamente che si può essere insieme lo zimbello dei sogni più stravaganti e conservare la coscienza dei rapporti esteriori, la libertà di giudizio, etc.

SESTO FENOMENO: LESIONE DEGLI AFFETTI

Nell'hachisch, le facoltà affettive sembrano subire lo stesso grado di sovreccitazione che le facoltà dell'intelletto. Esse hanno la mobilità, e insieme il dispotismo, delle idee. Man mano che ci si sente più incapaci di orientare i propri pensieri, si perde il potere di resistere agli affetti che essi mettono in gioco e la cui violenza non conosce più limiti, quando il disordine dell'intelletto raggiunge l'incoerenza.

Per studiarli meglio, li esamineremo separatamente, secondo:

1) che abbiano rapporto con cose del passato, ma di cui abbiamo conservato il ricordo;

2) che si rapportino a cose presenti, o che ci impressionano nel momento stesso e per la prima volta.

In questa seconda categoria, considereremo quella viva irascibilità che ci porta a cogliere al volo tutto ciò che può eccitare la nostra collera, il nostro odio, e i nostri peggiori istinti; quella sensibilità eccessiva che ci fa esagerare i nostri sentimenti di amicizia, di riconoscenza; la nostra gioia, la nostra tristezza, le nostre speranze, i nostri timori, i nostri terrori, etc. Con simili disposizioni, le cause che nello stato ordinario, avrebbero tutt'al più eccitato il nostro malcontento, ci rendono immediatamente furiosi; e per soddisfare questo furore che si sente sgorgare dal proprio petto, ma che viene compresso avendo coscienza della situazione in cui ci si trova, si è disposti a ricorrere ai mezzi più estremi. Se qualcosa ci spaventa, siamo subito assillati da timori, da angosce inesprimibili che gettano come un velo scuro su tutto ciò che ci circonda. Un giorno, nel corso di un accesso di hachisch piuttosto intenso e di cui ho già reso conto in un altro lavoro, le mie orecchie sono state improvvisamente investite da un rintocco di campane. Non era affatto un'allucinazione; ma, essendo mal disposto, ho collegato questo rintocco, al quale non avrei certamente prestato attenzione in altre circostanze, all'idea di un annuncio di morte o di un funerale. «Mi colse immediatamente un vero stato di panico. Mi sentii improvvisamente assalito da un terrore che non sapevo spiegarmi, da cui cercai invano d'affrancarmi. Chiesi immediatamente che si chiudesse la finestra della stanza in cui mi trovavo, non perché provassi il desiderio di precipitarmi attraverso di essa, ma temendo che me ne venisse la fantasia. Vidi con spavento appese alle pareti alcune armi antiche, che fino ad allora avevo a malapena notato; mi chiesi se fossero destinate a farmi del male, a uccidermi, forse. La presenza di alcuni amici non riuscì a tranquillizzarmi. Ad eccezione di uno, sentivo per gli altri una viva diffidenza; senza sapere perché li detestavo. Trovai modo di gettare del ridicolo su tutto ciò che dicevano; in una parola, nella mia anima fermentarono tutte le peggiori passioni».[1]

Come le idee alle quali si collegano, gli affetti hanno sull'intelligenza un dominio assoluto, proprio perché la loro azione si esercita isolatamente, senza i contrappesi che, nello stato normale, la riflessione sempre gli oppone. Sono impulsi istintivi, ciechi, ai quali la coscienza non prende alcuna parte.

Vorrei essere ben compreso: non credo affatto ad una lesione essenziale di ciò che si è convenuto chiamare facoltà affettive. Questa lesione non è che apparente e conseguente a quella dell'intelletto; essa trae origine dallo stato patologico che abbiamo segnalato, vale a dire, l'*eccitazione*. Finché l'associazione d'idee è regolare, finché la rapidità incoercibile delle percezioni non disturba l'intelletto, gli affetti quali che siano, gai o tristi, odiosi o benvolenti, non subiscono, per così dire, alcuna fermentazione, restano sotto il controllo della volontà. Tutta la loro potenza deriva dallo stato irriflessivo che è la conseguenza necessaria dell'eccitazione.

Questo, almeno, è ciò che ci insegna la coscienza intima e, aggiungiamo, ciò che conferma l'osservazione esatta delle malattie mentali. Niente, come si sa, eguaglia la foga, la violenza delle passioni del maniaco, se non l'estrema incoerenza delle sue idee. E se si osservano da vicino i monomaniaci, se soprattutto si tiene conto delle osservazioni che alcuni di essi hanno fatto su se stessi, apparirà chiaro che tutte le volte che le loro passioni si sono manifestate all'esterno con atti che attestano una grande potenza di trascinamento, ciò è da attribuire ad uno stato di eccitazione più o meno apparente. In questo momento stiamo seguendo una signora che, da molti mesi, è preda di idee fisse e terrori immaginari. Nel primo mese di ricovero ella si mostrò abbastanza calma, bisognava interrogarla a lungo per ottenere qualche parola, qualche mezza confidenza sulle sue idee dominanti. Sotto l'influenza di un freddo molto rigido, è sopravvenuto uno stato di eccitazione assai vivace. Le idee della signora, solitamente in rapporto al suo delirio, sono talvolta sconnesse; le sue concettualizzazioni rapide, i movimenti bruschi, a scatti, e una sorta di tremito nervoso agita le sue membra. I timori, i terrori immaginari della malata sono spinti al massimo grado: è lo spavento personificato, è lo stato prolungato d'un individuo che, di colpo, improvvisamente, è assalito dal più vivo terrore e che, nel suo disturbo, non sa ciò che dice e ciò che fa, e, come si dice efficacemente, *non sa dove sbattere la testa.*

Tutti gli autori hanno ammesso l'esistenza di una lesione essenziale delle facoltà affettive in certi casi di follia.

Pinel, per primo, ha ammesso l'esistenza d'un delirio speciale *esclusivamente* attinente agli affetti. «Si può – dice – avere una giusta ammirazione per gli scritti di Locke e convenire tuttavia che le nozioni che egli fornisce sulla mania sono molto incomplete, allorché la guarda come inseparabile dal delirio. Pensavo anch'io come questo autore, quando ripresi a Bicêtre le mie ricerche su questa malattia, e fui piuttosto sorpreso di vedere molti alienati che *non offrivano in alcun momento alcuna lesione dell'intelletto,* e che erano dominati da una sorta d'istinto di furore, come se *soltanto le facoltà affettive fossero state lese*».

Esquirol condivide l'opinione di Pinel, ma lo fa conservando una riserva. Non esclude del tutto una lesione intellettuale. «I segni della monomania intellettuale – dice questo autore – sono i cambiamenti, la perversione delle abitudini, del carattere, degli affetti. Nella monomania (ordinaria) è evidente che l'intelligenza è lesa, e che questa lesione comporta il disordine degli affetti e delle azioni. Nella monomania intellettuale, l'intelligenza non è essenzialmente lesa, poiché assiste agli atti dell'alienato, poiché il malato è sempre pronto a giustificare i suoi sentimenti e le sue azioni».

Calmiel è ancor meno affermativo del suo maestro, quando riconosce "che, nella monomania morale, l'alienazione dell'intelletto è difficile da definire e caratterizzare; poiché l'alienazione colpisce anzitutto i sentimenti, le inclinazioni e gli istinti, non è sempre facile attribuire il giusto valore all'anomalia che si manifesta nelle funzioni dell'encefalo" (*Dict. en 25 vol. art. Monomanie*).

Infine, un autore inglese consigliabile per i suoi eccellenti lavori sull'alienazione mentale, il dottor Prichard, ammette una follia morale che definisce: "morbid perversion of the feelings, affections and active powers, without any illusion or erroneous convictions impressed upon the understanding".

Mi dispiace trovarmi in disaccordo con gli autori appena citati; ma credo che, non potendo appoggiarsi sull'osservazione intima, essi hanno dato troppo valore a semplici apparenze; soltanto l'intelletto è essenzialmente leso nella follia morale; il disordine degli affetti è conseguente al disordine dei pensieri. I disturbi dell'intelletto, la disaggregazione delle idee sono la fonte primaria di tutte le lesioni affettive; segni certi, evidenti, lo rivelano sempre all'inizio della follia detta morale o affettiva; essi possono restare più o meno in ombra nel corso della malattia ma è raro che non riappaiano periodicamente ravvivando nuovamente la lesione affettiva; la loro cessazione definitiva fa sparire più o meno rapidamente tutti gli altri sintomi: è la guarigione.

Aggiungiamo qui una considerazione già fatta da Esquirol: il tipo di delirio in questione si trasforma frequentemente in esaltazione maniaca e altrettanto frequentemente sfocia nella demenza.

L'azione sovreccitante dell'hachisch incide anch'essa su affetti le cui cause sono diventate, da più o meno tempo, semplici reminiscenze, e che non hanno lasciato nell'anima che lievi tracce. Accade inoltre che un certo affetto che si credeva estinto, improvvisamente si ravvivi; o anche che un altro affetto, fino ad allora seppellito al fondo dell'anima, che si confessa appena a se stessi, e che, in tal modo, sfugge alla coscienza, subisca bruscamente uno sviluppo tale da indurre a credere di essere vittime di qualche incantesimo. Ciò è vero soprattutto per i sentimenti amorosi, probabilmente a causa di quella tendenza, quella sorta di aspirazione alla felicità, determinata dall'hachisch. La vivacità dei ricordi, che conferisce una sorta d'attualità alle cose passate, l'immaginazione che si compiace di abbellire l'oggetto del nostro affetto di tutto ciò che può valorizzarlo, spiegano il fenomeno di cui stiamo parlando.

L'hachisch, in questo caso, può avere la potenza di un vero *filtro*, nel senso, almeno, che, se non fa nascere l'amore, imprime a questo sentimento un'energia ed un'attività inattese, di cui è difficile non resti qualcosa, anche quando tutti gli altri effetti del filtro sono scomparsi.

Potrei raccontare, a questo proposito, più d'un aneddoto a sostegno di ciò che sto dicendo. Ma è senza dubbio più opportuno che mi astenga dal farlo. Racconti di questa natura presentano sempre un lato che, per quanto leggero, diciamolo pure, può apparire scandaloso e non confacente ad un lavoro come questo.

Mi affretto ancora ad aggiungere, a rischio, o piuttosto malgrado la certezza del disappunto di alcune persone, molte persone forse, che gli effetti di cui stiamo parlando sono esclusivamente intellettuali. L'immaginazione fa la parte del leone, i sensi non sono affatto coinvolti.

Platone stesso non ebbe sogni di fuochi più puri e immateriali di quelli che accende l'hachisch.

NOTE

1. Moreau de Tours, *Mémorie sur le traitements des hallucinations*, Paris, 1841

SETTIMO FENOMENO: IMPULSI IRRESISTIBILI

Gli impulsi, questa specie di movimenti istintivi che si formano in noi, quasi all'insaputa della coscienza, acquistano, sotto l'effetto dell'hachisch, una potenza di trascinamento straordinaria, e anche irresistibile, se l'azione tossica è molto intensa.

Accade per gli impulsi come per le passioni affettive: essi traggono tutta la loro energia dall'eccitazione, vale a dire dall'energica vibrazione intellettuale che ostacola la libera e regolare associazione di idee.

Come le idee, essi dominano tanto più completamente l'intelligenza quanto più è accentuata l'incoerenza e, per ciò stesso, la loro azione è più isolata e indipendente.

Sempre mobili e fugaci quando l'azione tossica comincia a farsi sentire, possono avere, come le idee che li fanno nascere, un loro periodo di fissità.

Ma essi non sono realmente irresistibili che quando l'eccitazione primitiva ricompare.

Ricorderò, in questa occasione, un fatto di cui ho già parlato: vedendo una finestra aperta nella stanza in cui mi trovavo mi venne l'idea che avrei potuto, volendo, buttarmi giù. Chiesi che la si chiudesse. Non sognavo affatto di realizzare questo cattivo proposito, ma temevo che l'idea mi vincesse; al fondo di questo timore sentivo già come un impulso nascente, e ho l'intima convinzione che, con un grado d'eccitazione maggiore, avrei ceduto.

Come si sa, l'azione dell'hachisch non è perfettamente continua. Nel breve periodo di remittenza, lo stesso pensiero era ancora presente al mio spirito, ma non più il timore di cedere all'assurdo impulso di gettarmi dalla finestra. Facevo fatica, anche, a spiegarmi come un simile timore avesse potuto venirmi. E nondimeno questo stesso timore non tardò a ritornare con l'eccitazione.

Prendendo per guida i fatti che abbiamo esposto, se studiamo le impressioni morbose negli alienati, vediamo che le cose accadono esattamente nello stesso modo.

Una varietà di delirio che, in questi ultimi tempi, è stata oggetto di studi particolari e discussioni medico legali di notevole interesse, è quella in cui i malati sembrano trascinati da impulsi irresistibili, senza che il loro intelletto sia leso in alcun modo.

Tutti gli autori hanno ripetuto, dopo Pinel ed Esquirol, che vi erano casi di follia in cui solo la volontà e gli istinti venivano lesi; che un individuo poteva essere trascinato agli atti più stravaganti, più mostruosi, più antipatici alla nostra costituzione morale, senza che il suo intelletto, in alcun periodo, e sotto alcun profilo, presentasse alterazioni.

Qui, come in molti altri casi, l'osservazione è stata superficiale e, pertanto, incompleta. Ci si è arrestati, per giudicare alterazioni di cui si supponeva l'esistenza, a segni esteriori che non potevano che rivelarle imperfettamente. E se i malati talvolta hanno parlato, non si è dato peso a ciò che hanno detto, occupandosi soltanto dei sintomi più salienti ed esteriori.

La lesione della volontà, l'irresistibilità delle determinazioni istintive senza una lesione dell'intelletto, è una chimera.

Tutti i filosofi, e non soltanto Locke, hanno ammesso questa verità *a priori*; noi l'abbiamo confermata con l'osservazione intima che ci ha insegnato che gl'impulsi non divengono irresistibili, che la volontà non è travolta, se non quando sopravviene la sovreccitazione dell'intelletto, vale a dire: gli elementi stessi della nostra natura morale vengono sconvolti; il principio di tutte le azioni regolari, l'unità dell'io, viene annichilita. Finché questa unità è conservata, finché la coscienza intima non è estinta, ci si sente perfettamente padroni dei movimenti istintivi, quali che siano. E se accade che si sia trascinati, non è mai che nel momento in cui la coscienza era, se non estinta, almeno alterata, per breve che sia stato il momento, per quanto deboli siano le tracce di ciò nel nostro spirito.

Ascoltiamo i malati che Esquirol ha interrogato al riguardo: «Questi malati deploravano le determinazioni verso le quali erano fortemente attratti, ma tutti ammettevano di aver sentito interiormente qualcosa di cui non potevano rendersi conto, che il loro cervello era ingombro, che provavano un disturbo inesprimibile nell'esercizio della loro ragione...»

Le determinazioni d'un alienato non sono sempre irresistibili, benché in alcuni casi non si possa renderlo responsabile.

Esse non sono spesso che la conseguenza perfettamente logica delle sue false convinzioni. Altre volte, ed è il caso di cui si tratta, esse attengono ad una disposizione particolare della sua intelligenza, che lo consegna, senza mezzi di resistenza possibili, a tutti i suoi impulsi, che lo fa agire senza sapere ciò che fa, senza che gli sia possibile rendersene conto, macchinalmente, come se, infine, obbedisse *ad un sogno*, secondo l'espressione generalmente usata tra i malati.

Quest'ultimo fatto ha un'importanza che tutti capiranno, soprattutto se lo si esamina dal punto di vista della responsabilità morale che la società fa pesare su ciascuno dei suoi membri. Senza entrare in merito alla questione medico-legale, che richiederebbe approfondimenti qui fuori luogo, crediamo di dover insistere sul fatto in sé.

Ripetiamo quindi che né la volontà, né le determinazioni istintive divengono *irresistibili* in virtù d'una lesione loro propria. Esiste una lesione primitiva dell'intelletto, lesione profonda, ma che, in certi casi, è talmente fugace che i malati stessi se la spiegano appena e non ne rendono che difficilmente conto. Nondimeno questa lesione è essenzialmente la stessa da cui derivano tutti i fenomeni dell'alienazione mentale più evidente e meglio caratterizzata; è il fatto primordiale della follia: l'eccitazione. Si possono incontrare persone che, dopo aver lottato per molto tempo e con successo contro certi impulsi, cedono di colpo e irresistibilmente, senza che, né prima né poi, alcuna alterazione sensibile delle loro facoltà si sia manifestata! Ma attraversandole con la rapidità di un lampo, e senza lasciar tracce, l'eccitazione ha violentemente scosso la loro intelligenza, annientando momentaneamente il libero arbitrio.

Non ho bisogno di passare in rassegna le mille ed una causa che possono indurre questa eccitazione; dovremmo entrare in dettagli eziologici che tutti conoscono. Ma parlerò, in questa occasione, di un fatto perfettamente analogo a quello di cui ci occupiamo, che accade ogni giorno sotto i nostri occhi, e da cui non si è mai pensato di trarre alcune conseguenze relativamente agli impulsi irresistibili. Uno degli effetti più ordinari dell'ebbrezza, non è forse di farci cedere, con estrema facilità, e spesso irresistibilmente, ad impulsi che fino ad allora si erano dominati, e ai quali si era resistito? La giustizia non ha forse, troppo spesso, occasione di agire contro individui che, non sentendosi di commettere qualche cattiva azione a sangue freddo, di perpetrare il crimine al quale li spinge la loro cupidigia o il loro sentimento di vendetta, cercano di attingere dalla bevanda alcolica l'energia che loro manca? In Oriente, l'estratto di canapa, l'oppio, e altre sostanze ancora, capaci di produrre eccitazione intellettuale, sono impiegate ad un simile scopo.

Questa eccitazione, che possiamo produrre a volontà, con l'aiuto di agenti esterni, può essere prodotta egualmente, come l'esperienza più ordinaria ha da molto tempo provato, da cause morbose, sviluppate in seno stesso e nelle profondità dell'organismo, con un'intensità maggiore e con modificazioni di cui soltanto la natura detiene il segreto.

Risulta da ciò che il fatto di patologia mentale che ha incontrato più increduli – l'irresistibilità degli impulsi, senza lesione intellettuale (*apparente*) – è così semplice, stavo per dire così normale, come tutti gli altri fatti d'alienazione; poiché ha il medesimo punto di partenza, la stessa origine, vale a dire l'eccitazione. Presentata così, con le caratteristiche che le sono proprie e, per così dire, sotto il suo vero aspetto, l'affezione mentale detta *monomania intellettuale* perde tutti quei caratteri di stranezza, d'assurdità, che sconcertano finanche coloro che ne avevano esempi tutti i giorni sotto gli occhi, e rientra nella classe delle alienazioni ordinarie e meglio conosciute.

Citiamo qualche fatto a sostegno di ciò che abbiamo detto.

Un onesto calzolaio, padre di famiglia, si presenta da sé all'ospedale di Bicêtre. Viene a chiedere il soccorso della medicina contro una malattia di cui fa risalire l'origine a più d'una ventina d'anni addietro.

Non sa attribuirla ad alcuna causa probabile. Non vi sono alienati nella sua famiglia, alcuno dei suoi parenti è alcolista o colpito da qualunque affezione nervosa. È padre di due bambini che, entrambi, godono di ottima salute; non si ricorda d'essere mai stato seriamente malato. La sua piccola statura, il suo viso fresco e leggermente animato, la sua fisionomia franca ed aperta, sono lontane dal tradire le caratteristiche delle idee terribili di cui è preda da così tanto tempo.

«Poiché viene all'ospedale spontaneamente, lei deve conoscere la sua malattia. Di cosa soffre?»

«Ho delle cattive idee. Ho inteso dire che ci sono delle case in cui si possono guarire; ecco perché sono venuto qui».

«Quali sono dunque queste idee?»

«Oh! È molto semplice: sono calzolaio; lavoro duro talvolta, perché bisogna che faccia vivere tutta la mia famiglia. In certi momenti, quando ho la testa concentrata sul mio lavoro, mi succede di pensare di uccidere mia moglie, i miei figli; spesso questa voglia mi prende così forte che ho paura di soccombervi; allora getto lontano da me il trincetto, il martello, ed esco dalla stanza».

«Non è avvertito da niente, da alcuna sensazione particolare, dell'arrivo di queste cattive idee?»

«Mio dio, no! Arrivano così, da sole, senza che me lo aspetti».

«In quei momenti, lei è dunque come al solito, non sente niente di particolare alla testa?»

«Ah! sì, sento qualcosa sul fondo dello stomaco, e poi soffoco, non posso più respirare, ho caldo alla testa, ho come la pelle d'oca, sono stordito, le mie idee s'ingarbugliano, non ci vedo più; ma tutto ciò non dura molto. Talvolta ho anche dei formicolii, nelle mani, nelle braccia... Ho sempre detto che era il sangue a tormentarmi».

«E le sue idee, quanto durano?»

«A seconda: talvolta, quando mi sono alzato e ho preso un po' di fresco alla finestra, finisce subito tutto; ma altre volte esse non se ne vanno così in fretta»

«Ed è sempre così, che le sue idee l'assalgono?»

«Sì, ma non sempre così forte. Da circa sei mesi vado di male in peggio; sono molto tormentato, vorrei esserne liberato».

«Non sente un rumore nelle orecchie?»

«No, non al presente. Ma, una decina d'anni fa, ricordo d'aver sentito come un vento, un freddo ad un lato della testa (a destra), è così che è cominciata. Ero a fare la mietitura, la testa nuda, faceva molto caldo; essendo chino, ho sentito come un forte colpo di vento da quel lato».

«Potrebbe paragonare ciò che ha provato a qualcosa d'altro che un colpo di vento? Soffriva?»

«No, ma ero tutto non so come».

«È stato costretto ad abbandonare il lavoro?»

«Oh sì! Mi sono scosso, e poi è scomparso».

«Ha pensato allora di uccidere i suoi bambini?»

«No, quando sono rientrato in casa; ma questo pensiero non era quasi niente allora, e non mi inquietava affatto».

«È molto più tormentato oggi; ne conosce il motivo?»

«No».

Ecco un altro fatto non meno curioso del precedente, non meno concludente. È stato comunicato, da Ségalas alla *Société de médicine du Temple*, nella sua seduta del 2 aprile 1844.

Il signor N aveva provato già numerose volte il desiderio di suicidarsi. Il lavoro manuale a cui era obbligato per vivere (era operaio guantaio) gli era di peso. Si riteneva sfortunato per la condizione in cui la sorte e la nascita lo avevano posto. Aveva preso poco a poco in disgusto l'esistenza, e, se non aveva ancora posto fine alla sua vita, era perché voleva trovare un modo che non lo facesse soffrire troppo. Tentò una volta di annegarsi, ma venne salvato suo malgrado e riportato in vita.

Quest'uomo, del resto, ha sempre tenuto una condotta irreprensibile e non è mai passato da stravagante.

Ecco come racconta il suo ultimo tentativo di suicidio; copio testualmente dal manoscritto:

«Avendo infine deciso di asfissiarmi, chiusi le porte della stanza in cui mi trovavo e mi accinsi a chiudere tutte le fessure con dei fogli di carta. Mentre incollavo i fogli, primo atto del suicidio, *mi sorpresi a canticchiare*. Non era affatto una bravata, o una leggerezza, ma il suicidio prendeva del tempo, e mi è sempre stato impossibile pensare troppo a lungo alla stessa cosa, senza *distrarmi*. C'erano dei momenti in cui *dimenticavo ciò che stavo facendo, e perché lo facevo*... Questa è una cosa strana e particolare del mio carattere, etc...»

Così, è nel momento stesso in cui i suoi funesti impulsi lo dominano e lo travolgono, in cui si occupa freddamente dei preparativi necessari per darsi la morte, è in questo momento, dico, che N si sorprende (questa locuzione è d'una meravigliosa energia) a canticchiare senza saperne il motivo, perché è distratto, pensa a tutt'altre cose. Benché abituale, questo stato nondimeno ha qualcosa di così strano che egli non può impedirsi di notarlo e stupirsene.

Non è forse eccitazione? Non è questo un fatto di dissociazione delle idee, di sconvolgimento intellettuale che, effimero o duraturo, ci priva di ogni dominio su noi stessi, ci consegna, per così dire, legati mani e piedi a tutti i nostri impulsi?

Come si è visto, N è poco sorpreso da questo stato così grave ai nostri occhi, ma ai suoi quasi indifferente. È lontano dal temerlo come un sintomo di follia, tanto che ciò non gl'impedisce di agire secondo la sua volontà e la risoluzione che ha preso di suicidarsi.

Abbiamo detto che N aveva già provato più volte il desiderio di suicidarsi, che anche aveva fatto un tentativo. Ma notiamo anche che questo stato di distrazione (come egli dice) era peculiare al suo carattere, che gli era sempre stato impossibile pensare per molto tempo alla stessa cosa, etc.

OTTAVO FENOMENO: ILLUSIONI, ALLUCINAZIONI

Chiedo scusa al lettore, dal momento che, riportando così spesso la sua attenzione sullo stesso soggetto, temo d'affaticarlo; ma, abbordando l'importante questione delle illusioni e delle allucinazioni, non posso fare a meno di ripetere ciò che ho già detto nel corso di questo lavoro.

Non sto facendo della teoria alla maniera di coloro che, limitandosi all'osservazione esteriore, hanno esaminato i fenomeni dell'alienazione mentale in modo superficiale, e debbono a una induzione più o meno scorretta ciò che hanno appreso sull'origine, la filiazione, il concatenamento di questi fenomeni.

Dico semplicemente ciò che ho osservato su me stesso, e lo dico con la stessa sicurezza, la stessa certezza di non sbagliarmi che ciascuno di noi può avere affermando che pensa, ragiona, immagina, si ricorda, etc.

A chi, dopo avermi letto, conserverà qualche dubbio, non posso che ripetere: comprendo i vostri dubbi perché in fatto di cose psicologiche sento l'impossibilità di farvi ben comprendere ciò che non avete provato voi stessi. Per le illusioni e le allucinazioni, come per i fenomeni di cui ci siamo occupati precedentemente, non posso darvi che un consiglio, e vi convincerete se lo seguirete: fate come me, prendete dell'hachisch, sperimentate su voi stessi, vedete da voi stessi.

Ora, il fenomeno che ci resta da studiare non sfugge in alcun modo alla legge comune che collega tutti i fenomeni principali del delirio all'eccitazione: quella modificazione mentale primitiva, fatto primordiale e generatore di tutte le alienazioni che vi sono contenute in germe, come il tronco dell'albero, i rami, le foglie e fiori, nel seme.

Prima di Esquirol, le illusioni e le allucinazioni erano state confuse in uno stesso fenomeno. La distinzione stabilita dal maestro è stata adottata da tutti i medici degli alienati; dovendo parlare delle une e delle altre, studieremo separatamente anzitutto le illusioni, e in seguito le allucinazioni.

DELLE ILLUSIONI

Man mano che cresce l'eccitazione, – che il nostro spirito si chiude alle impressioni venute da fuori per concentrarsi sempre più sulle impressioni interiori, in una parola che si opera una specie di metamorfosi che ci strappa alla vita reale per gettarci in un mondo dove di reale non vi sono che gli esseri creati dai nostri ricordi e dalla nostra immaginazione, – si comincia ad essere lo zimbello di semplici illusioni, poi, in un secondo tempo, di vere e proprie allucinazioni che, come i rumori lontani, sono i primi bagliori che ci arrivano dal mondo immaginario e fantastico.

Un qualunque oggetto, vivente o inanimato, viene a colpire la nostra vista; un rumore, un suono, quali che siano, tanto il canto degli uccelli, l'esplosione di un'arma da fuoco, il rintocco delle campane, vengono a colpire le nostre orecchie, quando l'eccitazione è ancora poco intensa.

Si avverte molto chiaramente che due fenomeni distinti accadono nel nostro intelletto:

1) Si è visto, si è sentito nettamente e distintamente, come succede nello stato ordinario;

2) Poi molto in fretta, a seguito di certi punti d'analogia che ci sono noti o che ci sfuggono, l'immagine di un altro oggetto, la sensazione di un altro rumore o d'un altro suono si risvegliano in noi; è a queste impressioni intra-cerebrali, dovute all'azione della memoria o dell'immaginazione, che lo spirito s'arresta, confondendo presto le due sensazioni in una sola, coprendo, per così dire, la sensazione reale con la sensazione immaginaria e proiettando quest'ultima sull'oggetto esteriore.

Cosicché, impressione sensoriale e, immediatamente dopo, sensazione puramente cerebrale dovuta alla sola azione dell'immaginazione, sono i due elementi costitutivi dell'illusione. Questa è la sua natura psichica, essenziale.

Quanto ai suoi caratteri esteriori, alle forme estremamente varie che è suscettibile di rivestire, essa li trarrà necessariamente dalla natura particolare delle cose che sono oggetto delle preoccupazioni e dei pensieri abituali dell'individuo.

È comprensibile infatti, che le immagini o le idee che hanno lasciato nello spirito un'impronta più profonda siano le prime a risvegliarsi, o, come ha detto Bonnet, che le fibre cerebrali che sono messe più spesso in vibrazione siano più facilmente scosse di tutte le altre.[1]

Per capire meglio, aiutiamoci con qualche esempio.

Le illusioni della vista

Il volto di una persona che ci è completamente sconosciuta attira il nostro sguardo; per quanti pochi tratti di rassomiglianza questo viso abbia con quello di un'altra persona i cui tratti ci sono familiari, questa somiglianza, per minima che sia, è sufficiente a risvegliare immediatamente il ricordo di questa persona; e questo ricordo, vale a dire l'immagine che ne è inseparabile, ha tutta la vivacità dell'impressione sensoriale, poiché l'anima la percepisce nello stesso modo in cui percepisce *in stato di sogno.*

Quindi, ciò che abbiamo visto con gli occhi dello spirito, è messo al posto di ciò che abbiamo visto con gli occhi del corpo. Le creazioni della nostra immaginazione hanno preso il posto della realtà. E se la riflessione ci è impedita dalla violenza dell'eccitazione, le due sensazioni sono fuse in una sola, e l'errore diventa inevitabile, necessario.

È così che, attraversando una sera il piazzale dell'Opera, ho creduto di riconoscere, tra i passanti, cinque o sei persone di mia conoscenza, una delle quali assente da molti anni, ma con cui avevo avuto a suo tempo occasione di intrattenermi spesso.

L'illusione era completa, io mi voltavo frequentemente, senza il minimo dubbio di sbagliarmi, ma appena fermavo la mia attenzione sulla persona che credevo di riconoscere, l'immagine fantastica subito svaniva.

Ho provato altre illusioni che differiscono dalla precedente per molti aspetti. Mi è successo più volte, in stato di eccitazione abbastanza accentuato, e osservando con grande attenzione il ritratto di qualche personaggio, vederlo animarsi improvvisamente; agitandosi leggermente, la testa sembrava volersi staccare dalla tela e tutta la fisionomia prendeva un'espressione che soltanto la vita può dare; gli occhi soprattutto sembravano parlare; li vedevo ruotare nelle orbite per seguire tutti i miei movimenti. Quando questo fenomeno mi si offrì per la prima volta, senza che me l'aspettassi, in modo imprevisto, non potei trattenere un grido di spavento; indietreggiai di qualche passo gridando: «Ma ciò è prodigioso! Questo ritratto è animato! È una magia!»

Ho rinnovato l'esperimento due o tre volte, al fine di rendermi conto del fenomeno e analizzarlo a sangue freddo.

Allora sentivo che a poco a poco smettevo di vedere l'immagine sotto i miei occhi; sempre più la vedevo come fluttuante nelle nebbie d'un sogno indeciso. Presto, infine, era la persona stessa, di cui l'immagine era la rappresentazione, che vedevo *in sogno* e che, come tutte le creazioni dell'immaginazione, m'impressionava più vividamente di quanto non faccia la realtà.

Ecco la strana illusione che provai in una *fantasia* di cui ho già riportato qualche episodio.

Prima che l'azione dell'hachisch si facesse sentire, avevo osservato una bella stampa raffigurante, per quel che mi ricordo, un combattimento di cavalleria. Andammo a tavola, e prendendo posto io mi trovai precisamente ad avere il dorso voltato a quella stampa. Dopo aver controllato per qualche tempo l'eccitazione che poco a poco s'impadroniva di me, mi alzai di scatto e, portando le mani dietro la testa, gridai: «Non amo i cavalli che scalciano, neanche in pittura; m'è sembrato che questo (indicando col dito uno dei due cavalli del quadro) m'abbia dato un calcio». Queste parole, come si può immaginare, vennero accolte da un grande scoppio di risa, e io risi come gli altri; poi, facendo un giro su me stesso, ritrovai dentro di me l'immagine di un cavallo focoso e scalpitante, ma pallido ed evanescente come le impressioni di un sogno al momento del risveglio. La mia illusione non era dunque altro che un sogno, ma questo sogno era stato rapido come il pensiero, e una causa esteriore, una qualche impressione sensoriale, l'aveva provocata; circostanza, questa, che, senza differenziarla nell'essenza dai sogni ordinari, ne fa un vero atto di alienazione mentale.

Potrei moltiplicare queste citazioni relative alle illusioni della vista: offrirebbero tutte il medesimo carattere. Sempre ritroveremmo l'eccitazione come fatto primitivo e generatore dell'illusione la cui natura sarà in seguito modificata dal carattere particolare e, per così dire, dal colore delle idee abituali o dominanti. Insisto su questo fatto perché sia ben compreso. Quale che sia la situazione del nostro spirito, qualunque emozione ci agiti, fin che non subentrerà l'eccitazione, non potremo avere illusioni di alcun genere. Ma sviluppandosi l'eccitazione, le illusioni che ne nasceranno rifletteranno inevitabilmente, almeno all'inizio, la natura delle idee e delle passioni che, nel frattempo, eserciteranno su di noi il maggior potere di controllo. Si vede, del resto, che, sia dal punto di vista eziologico che da quello terapeutico, viene a torto attribuita una grande importanza alla natura delle illusioni, le quali, tutt'al più, possono dare indicazioni per comprendere la causa della malattia.

Quando sotto i tratti d'una donna anziana, vedevo un volto più fresco e affascinante, sentivo perfettamente che un'immagine interiore, creazione fantastica che la mia immaginazione esaltata m'aveva fatto vedere in sogno, veniva a sostituirsi all'immagine reale. Mi spiegai in due modi la natura di questa illusione:

1) Prendendo l'hachisch, avevo l'idea che tutte le mie sensazioni dovessero essere piacevoli, che dovessi vedere tutto bello;

2) L'immagine di una bella donna, per l'ammirazione che fa nascere, l'emozione che ci causa, s'imprime da se stessa e profondamente nel nostro spirito, e per conseguenza deve potersi riprodurre con grande facilità.

Quando, successivamente, ho creduto di vedere al mio fianco un piccolo uomo deforme, mi ricordai che in quell'epoca, ero da qualche tempo in relazione abituale con una persona di mia conoscenza le cui forme fisiche, senza essere assolutamente irregolari, sono tuttavia lontane dal rispondere alle eccellenti qualità di cuore e di spirito di cui essa è dotata. Era la sua immagine, assai imperfetta del resto, che sembravano evocare i vestiti posati accanto a me.[2]

Ho riportato precedentemente, come esempio di convinzione delirante, l'illusione di quell'individuo che si vedeva impiccato al soffitto della sua stanza. Il carattere di quell'illusione si spiega con il timore che gli era stato imprudentemente ispirato di morire avvelenato. Dico il carattere, e non il fatto in sé dell'illusione, che è così completamente indipendente dalle idee e dagli affetti dominanti che per cambiarne totalmente la natura, e fare vedere all'*hachisé* (mangiatore di hachisch), nel cappio appeso, tutt'altra cosa dal suo corpo, un immenso pulcinella ad esempio, è stato sufficiente eliminare le idee di morte che l'assillavano e portare i suoi pensieri altrove.

Alcuni giovani europei tornavano una sera nelle loro abitazioni dopo una *fantasia* che aveva avuto luogo a casa d'uno di loro. L'azione dell'hachisch durava ancora. La strada lunga e tortuosa che essi seguivano era, come tutte le strade del Cairo, di notte, deserta e molto male illuminata. Tuttavia i nostri mangiatori di hachisch credettero di assistere ad una splendida festa notturna e vedere una magnifica illuminazione. Luci brillavano attraverso le ringhiere di legno dei balconi, una folla di individui in abito di gala andava e veniva, facendo un chiasso spaventoso.

Qual'era la fonte di questa fantasmagoria, di tutte queste illusioni? Delle brutte lanterne di carta colorata appese ai negozi, o portate a mano da alcuni arabi che si erano attardati e ritornavano lentamente e silenziosamente alle loro abitazioni.

Ma la fantasia era stata gioiosa; era stata allietata soprattutto dai ricordi della patria, delle sue feste briose in cui regna un'allegria altrove sconosciuta!

Questi ricordi, modificati dalle impressioni esteriori, avevano rivestito un colore locale.

Come tutti gli altri fenomeni morbosi intellettuali (convinzioni deliranti, impulsi irresistibili, etc.) le illusioni sono, per così dire, allo stato latente in un cervello eccitato. Esse vi sono tutte virtualmente, e le cause più varie possono farle uscire.

Abbandonato a se stesso, l'*hachisé* – il mangiatore d'hachisch – subirà l'influenza di tutto ciò che colpirà i suoi occhi, le sue orecchie, l'impressionerà in qualunque modo. Una parola, un gesto, uno sguardo, un suono, il minimo rumore, richiamando la sua attenzione verso un determinato scopo, imprimerà a tutte le sue illusioni un'impronta particolare.

Ho già detto che alcune parole erano state sufficienti per farmi passare dalla gioia, dal buonumore più esaltato, alla più cupa tristezza; e questa tristezza sfigurava, riflettendosi su di essi, tutti gli oggetti che mi circondavano. Un berretto scozzese mi offre i tratti di una figura insanguinata; in un bicchiere di limonata che mi porge uno dei miei amici vedo un scaldino pieno di carboni ardenti. Nel volto di tutti quelli che sono vicino a me, leggo la compassione ed il più nero disappunto. Una luce, infine, si moltiplica in dieci o dodici altre luci, le quali si trovano sistemate attorno ad una bara nella quale immagino d'essere coricato!

Una giovane, dopo uno o due accessi di ridarella, esamina attentamente la figura di un signore al suo fianco: «Guarda guarda – esclama – non avevo ancora notato questa cosa; i suoi occhi sono tagliati a mandorla e rialzati come quelli dei cinesi!» Ride di ciò che ha detto, poi improvvisamente: «Oh! Mio dio! – esclama – Cos'è mai ciò? Il suo naso è smisuratamente grosso. Ma è mostruoso! Vedo sopra piccole pagode». Qualche istante dopo, la signora sembrava molto disposta a cantare. Poiché l'eccitazione andava crescendo, ho voluto ricondurre le sue idee su un soggetto adatto a calmarla. Le ricordai le prime note di una romanza pastorale che conosceva. Ella continuò con un'espressione ed un sentimento che è impossibile rendere; ma presto, arrestandosi bruscamente, esclamò, in un vero trasporto d'ammirazione: «Dei piccoli agnelli, dei piccoli agnelli! Non li vedete, davanti a me? Oh! Ma no! Soltanto io posso vederli; mi avete resa folle?» La signora mostrava col dito una stuoia di giunco a quadretti rossi e bianchi, stesa davanti al divano sul quale era seduta.

Le illusioni dell'udito

Sono poco frequenti nell'hachisch. Raramente i suoni si trovano distorti o trasformati in altri suoni che ne differiscono in modo notevole. Le allucinazioni dello stesso senso sono, al contrario, numerose, ma esse non si sviluppano che ad un grado molto elevato di eccitazione.

Abbiamo già detto che il senso dell'udito acquista una sensibilità estrema, al punto che il minimo rumore sembra talvolta assordante e causa un'impressione spiacevole.

Un giorno, desiderando verificare fino a che punto si può restare padroni di sé stessi, quando le facoltà sono fortemente scosse, mi recai in un salone dove, pur potendo muovermi liberamente dovevo nondimeno comportarmi convenientemente. All'inizio fui assediato da numerose illusioni della vista; non mi inquietai per questo; ma trovai che tutti parlassero o piuttosto gridassero a squarciagola. Ne ero orribilmente infastidito: dopo mezz'ora o tre quarti d'ora circa, che mi parvero un secolo (e non in senso metaforico), trovai un pretesto e mi ritirai.

Talvolta i suoni non sono soltanto esagerati; essi si moltiplicano come se fossero ripetuti da un'eco che ha la proprietà di amplificarli. Essendo in un giardino, in una calda sera d'estate, mi sembrò di sentire, o piuttosto, sentii molto distintamente, il canto d'una quantità innumerevole d'uccelli. Il giardino era piccolo, vi si trovava un solo uccello; un usignolo che gorgheggiava ad intervalli. Tuttavia io sentivo un cinguettio continuo. Mi tappai le orecchie: continuai a sentirlo, ma meno distintamente.

La stessa sera sentii come una fucilata alla quale succedettero dei colpi confusi e quel brusio peculiare agli assembramenti di persone. Momentaneamente dominato da questa illusione, m'inquietai: «Ascoltate! Si sparano dei colpi di fucile, c'è una sommossa nella strada». Ma riconoscendo rapidamente il mio errore, cercai di conoscerne la causa, e appresi che un domestico aveva lasciato cadere qualcosa rassettando una camera la cui finestra dava sul giardino dove noi eravamo.

Un altro giorno, sentendo suonare le campane di una chiesa vicina domandai che cosa poteva essere; mi si rispose: «Senza dubbio è morto qualcuno». E, subito, queste parole risuonarono cinque o sei volte nelle mie orecchie, come se tutte le persone che erano nella stanza le avessero ripetute, ciascuno con un'intonazione sempre più lugubre. In quel periodo non ero ancora perfettamente rassicurato sull'innocuità dell'hachisch. Temevo d'aver preso una dose troppo forte; il che avrebbe spiegato la natura dell'illusione che ho appena raccontato. Questa illusione, in tutta la sua portata, mi fu eccessivamente penosa; e devo dare, en passant, il consiglio a chi vorrà sperimentare l'hachisch, di prendere tutte le sue misure per non provarne di simili.

Ciò che stiamo dicendo sulle illusioni dell'udito, ci mostra con grande semplicità il fenomeno psichico. Non ho mai provato su me stesso né osservato in altri, illusioni comparabili a quelle che presentano talvolta, benché raramente, gli alienati. Bisognerebbe a tal fine spingere l'eccitazione a un grado d'intensità capace di annichilire tutti gli stati di coscienza, e confesso che non ho ancora osato arrivare fino a questo punto.

Comunque sia, nel fenomeno come l'ho provato e descritto, si trovano, analizzandolo, gli stessi elementi delle illusioni visive:

1) Impressione sensoriale, o sensazione propriamente detta;

2) Una seconda sensazione che segue immediatamente la prima, tutta di

testa e puramente interiore;

3) Errore passeggero dello spirito, che confonde le due sensazioni, o piuttosto dimentica la prima per concentrarsi sulla seconda, da cui risulta la percezione delirante.

Queste tre fasi dell'illusione, quale che sia la rapidità con la quale si succedono, lo spirito le percorre distintamente e senza confusione, non nel momento stesso in cui si produce il fenomeno, ma immediatamente dopo. E allora è l'impressione d'un sogno che gli resta, che si rintraccia in lui, e, se vogliamo rendere fedelmente questa impressione, non sapremmo meglio esprimerla che così: *ho sognato di sentire...* Locuzione vera che un *folle* convertirebbe in quest'altra: *ho sentito*. Poiché, essendo privo di coscienza (semplicemente perché, non dimentichiamolo, un'eccitazione più intensa avrà azzerato in lui la riflessione), confonderà inevitabilmente lo stato di sogno con quello di veglia, o piuttosto i fenomeni appartenenti esclusivamente all'uno o all'altro stato.

Le illusioni della sensibilità generale

Ne ho riportato alcuni esempi nella mia memoria sul trattamento delle allucinazioni. Ho parlato di un individuo che si credeva trasformato in un pistone d'una macchina a vapore; d'un giovane artista che sentiva il suo corpo talmente elastico da immaginare di poter entrare in una bottiglia e restarvi a proprio agio. Io stesso, avendo preso una dose molto leggera di *dawamesc*, mi sentivo lieve al punto di sfiorare appena il suolo camminando. Un'altra volta, sotto l'effetto d'una dose molto più consistente, mi sembrò che tutto il mio corpo si gonfiasse come un pallone, che m'espandessi nell'aria. Mi comparai a quelle immagini fantasmagoriche che si vedono, molto piccole all'inizio, ingrandirsi, ingigantirsi rapidamente, e poi bruscamente svanire. Ho parlato precedentemente d'un allievo del mio servizio a Bicêtre, oggi dottore in medicina, che sentiva e diceva di vedere il fluido nervoso circolare nel suo petto attraverso le ramificazioni del plesso solare; che, esaminando le sue mani con attenzione, vedeva la pelle solcata da rughe profonde, e disseccata come quella di certi cadaveri.

Le illusioni della sensibilità generale sembrano sottrarsi all'esame analitico al quale abbiamo sottoposto i fenomeni analoghi in rapporto con i sensi della vista e dell'udito. Lo speciale meccanismo, o, se si vuole, la ragione psicologica sulla quale riposano così manifestamente questi ultimi (il risveglio simultaneo di due sensazioni, l'una esteriore, l'altra tutta interiore; l'una vera e appartenente al mondo reale, l'altra immaginaria e generata in stato di sogno) non autorizzano una loro estensione alle illusioni della sensibilità generale.

Quando sentivo il mio corpo aumentare di volume, gonfiarsi come un otre,[3] questa sensazione, per quanto straordinaria fosse, non aveva assolutamente niente che la distinguesse dalle sensazioni ordinarie. Impossibile scomporre, come si fa per le illusioni dei sensi, la parte della sensibilità propriamente detta e quella dell'immaginazione. Vi è dunque motivo di credere che le illusioni della sensibilità generale siano il risultato di modificazioni specifiche, o, se si vuole, di alterazioni speciali della sensibilità, così reali come quelle che hanno luogo nelle sensazioni più normali. Soltanto l'origine di queste modificazioni è differente.

Tuttavia segnaliamo un fenomeno psichico dei più interessanti da studiare e che distrugge, almeno in parte, il carattere eccezionale con cui le illusioni della sensibilità generale si mostrano.

Contrariamente a ciò che accade nella sensazione ordinaria o normale, non è alla periferia degli organi o alle estremità dei cordoni nervosi, in qualunque parte del corpo avvenga, interna o esterna, che si è portati, all'inizio e istintivamente, a localizzare la sensazione anomala che costituisce l'illusione. Questa sensazione sembra essere concentrata interamente nel cervello. È nei centri nervosi che essa si è sviluppata per irradiarsi in seguito negli organi.

Così, quando sentii il mio corpo gonfiarsi, le mie mani, che portai rapidamente su di me, in tutte le direzioni, non confermavano che in maniera molto incerta la verità di questa sensazione; esse mi dicevano che il mio corpo aveva conservato il suo volume ordinario, nel momento stesso in cui sentivo questo volume crescere smisuratamente. Da questa opposizione tra toccare e percepire interiormente, da queste due testimonianze contraddittorie, risultava una sensazione mista delle più strane, e che non saprei esprimere senza servirmi di termini assurdi.

Quando mi sentivo leggero al punto di sfiorare appena il suolo camminando, per un contrasto che non poteva mancare di attrarre la mia attenzione, intesi risuonare nella mia testa, in modo distinto, anche penoso, il rumore dei miei passi sul terreno, come tanti colpi sonori. Di più, provai ma debolmente una sensazione ben conosciuta dalla maggioranza di coloro che hanno preso l'hachisch: delle vampate di un dolce calore mi salivano alla testa, il cervello sembrava dilatarsi, e io credevo di lasciare la terra. Non è raro, del resto, vedere degli individui, durante i loro sogni, soggetti a sensazioni analoghe.

Questa è l'idea che mi sono fatto delle illusioni della sensibilità generale, sulla base delle mie proprie impressioni.

Se esse si presentano negli alienati in forme differenti, e in qualche modo più complete, non è perché ne differisca la natura; ciò attiene unicamente a circostanze psicologiche secondarie che, del resto, avrei potuto far nascere anche in me aumentando la dose di hachisch.

In effetti, supponendo un grado di perturbazione intellettuale abbastanza intenso da annichilire la mia coscienza, così come accade negli alienati, si capisce senza fatica che le mie illusioni sarebbero divenute il punto di partenza di convinzioni deliranti simili a quelle che si osservano nei folli degni di questo nome. Avrei potuto credermi trasformato in uccello, in pallone, preda del timore d'essere sollevato da un colpo di vento, o forato dal minimo urto, incendiato da una scintilla; attribuirmi il potere di alzarmi in aria, di oltrepassare lo spazio con colpi d'ala, etc., etc.; in una parola, abbandonarmi a tutte le idee stravaganti collegate, mediatamente o immediatamente, da vicino o da lontano, all'illusione dominante.

È esattamente questo che accadde al giovane che si credeva trasformato in un pistone di una macchina a vapore. I due termini elementari della sua illusione sono appunto la sensazione morbosa e la conseguenza naturale, benché stravagante, che egli ne trasse.

Ho inteso dire da numerose persone che avevano preso l'hachisch, d'aver provato la sensazione che il loro cervello entrasse in ebollizione e che la calotta del loro cranio si alzasse e si abbassasse alternativamente, come sollevata da getti di vapore. Io stesso ho provato qualcosa di analogo. È, del resto, una sensazione che spaventa coloro che non hanno ancora l'abitudine all'hachisch.

Un giovane medico, colto da terrore, comprimeva la sua testa con le mani, come per impedirle di scoppiare, gridando:

«Sono perduto; la mia testa se ne va, io divento pazzo!»

Fortunatamente questi suoi timori furono prontamente rimpiazzati dalla più folle allegria.

Non bisogna dunque confondere le idee fisse o convinzioni erronee con la sensazione anomala che costituisce, propriamente parlando, il fatto stesso dell'illusione. Le une non sono che la conseguenza dell'altra; conseguenza, del resto, così poco necessaria, che esse possono riscontrarsi in relazione a sensazioni propriamente anormali. È il caso, ad esempio, per non citarne che uno tra mille, di quella donna che, preda dei dolori che le causava un cancro allo stomaco, s'era persuasa d'aver rinchiuso in sé non so più quale animale che le divorava le viscere.

È a torto, evidentemente, che fatti di questo tipo sono stati collocati tra le illusioni della sensibilità generale: si tratta di convinzioni deliranti, non di illusioni.

Non si possono analizzare con troppa rigidità i fatti psichici in generale. Alcuni tra essi possono essere facilmente confusi, i loro caratteri distintivi non sempre sono netti.

Riferendosi alle illusioni della sensibilità non bisogna uscire dall'ordine delle sensazioni; poiché esse non sono nulla di più che sensazioni anormali.

Ora, soltanto occasionalmente queste sensazioni possono dar luogo alle idee o alle credenze più assurde, da quelle relative agli stregoni, agli incubi e ai succubi per fare qualche esempio; queste idee, queste credenze dipendono essenzialmente da quello stato del cervello che abbiamo chiamato eccitazione, come abbiamo sufficientemente dimostrato fin dall'inizio di questo lavoro.

Limiteremo qui le nostre note concernenti le illusioni.

Nel capitolo seguente, in cui tratteremo delle allucinazioni, avremo nuovamente occasione di affrontare la natura di questo fenomeno patologico. Dal nuovo punto di vista lo distingueremo meglio; una luce più viva lo rischiarerà.

Vedremo che, riassumendo, le illusioni possono essere considerate come delle vere allucinazioni, *più* l'azione di oggetti esteriori sui nostri sensi; allucinazioni che si sviluppano soltanto col concorso di un'impressione sensoriale.

Nell'illusione (prendiamo qui questa parola nella sua accezione astratta) l'anima è, per così dire, ancora sul confine dello stato di sogno, l'immaginazione non si è ancora liberata totalmente dalla dipendenza dagli oggetti esteriori; essa ha ancora bisogno del loro concorso per poter agire con l'energia che le è propria, quando lo stato di sogno domina totalmente.

Questo stato è completo nell'allucinazione. L'anima è entrata pienamente, per così dire, nella vita interiore. L'allucinazione non è che un fenomeno, un disturbo di questa nuova vita, come le idee fisse e gli altri fenomeni di cui abbiamo parlato.

Esiste ancora tra le illusioni e le allucinazioni una differenza che dobbiamo segnalare prima di entrare nei dettagli di quest'ultimo fenomeno.

L'illusione è necessariamente limitata, come l'azione dei sensi ai quali si collega. Si vede, si sente in sogno, in occasione d'impressioni fatte sui sensi della vista e dell'udito; l'immaginazione agisce nei limiti dell'attività sensoriale; questo è il limite del fenomeno.

L'allucinazione, almeno secondo l'idea che ce ne facciamo, e come vedremo, comprende tutte le facoltà dell'anima, essa non ha altri limiti che quelli posti dalla natura all'attività di queste facoltà; in altri termini, tutte le potenze intellettuali possono essere allucinate, e non solamente queste o quelle.

Perciò non esiste, per noi, propriamente parlando, che uno *stato allucinatorio*, e non delle allucinazioni. Nondimeno, ci serviremo di questa espressione, come hanno fatto tutti gli autori; ma essa non indicherà altro che dei fenomeni puramente accidentali di modificazione generale delle facoltà intellettuali.

Lo stato allucinatorio sgorga dal fatto primordiale che è la fonte comune di tutte le anomalie dello spirito. È un fenomeno d'esistenza interiore, di vita intra-cerebrale, o, anche, di stato di sogno.

L'allucinato intende i suoi propri pensieri come li vede, intende le creazioni della sua immaginazione come si muovono sotto le impressioni che egli ritrova nella sua memoria.

Non intendiamo dire che i pensieri, i ricordi dell'allucinato sono trasformati in sensazioni.

Queste espressioni, nel senso in cui le impiegano gli autori dai quali le prendiamo in prestito, significano che, essendo tutte le nostre facoltà morali altre dal loro stato ordinario, dal loro stato normale, accade che i nostri pensieri *ragionano* nel nostro cervello in modo tale che noi li intendiamo come se le nostre orecchie fossero realmente impressionate da suoni.

Per noi, non v'è altra trasformazione che quella della vita esteriore o reale in vita interiore o immaginaria, dello stato di veglia in stato di sogno. È essenzialmente una modificazione generale, che coinvolge tutte le facoltà; e soltanto questa specifica trasformazione spiega tutti i fenomeni dello stato allucinatorio.

Non comprendiamo e non ammettiamo uno stato particolare dell'organo del pensiero, in virtù del quale non si saprebbe dire né perché né come il tale o talaltro atto dell'intelletto, dei ricordi, delle reminiscenze e anche, ciò che è ancor più straordinario, delle combinazioni, dei puri atti intellettuali, dei pensieri in una parola, si trasformerebbero in impressioni sensoriali, vale a dire sarebbero dotati della proprietà tutta fisica di agire sui nostri sensi allo stesso modo degli oggetti esteriori.

Su cosa ci si fonda per ammettere una tale modificazione cerebrale, un tale sconvolgimento di tutte le leggi costitutive del nostro essere morale e fisico? Sulla maniera in cui s'esprimono i malati quando rendono conto delle loro allucinazioni; su ciò che essi dicono: «Ho visto, ho sentito, etc.»

Secondo noi, ci si appoggia qui su una falsa interpretazione di queste parole, o (ciò che accade più di frequente) sull'errore dei malati stessi, che dicono e credono, in effetti, di aver visto, sentito, etc., mentre realmente essi non hanno visto che con gli occhi dell'immaginazione; ma *come si vede in sogno*, vale a dire, così realisticamente, almeno sotto certi aspetti, come in stato di veglia. Misconoscendo il loro stato, incapaci di comprendere ed analizzare la loro situazione mentale, essi trasportando nella vita reale ciò che è soltanto nella loro vita immaginaria, credono di aver provato in perfetto stato di veglia ciò che hanno provato in stato di sogno, e si esprimono conformemente a questa falsa convinzione.

DELLE ALLUCINAZIONI

Esquirol per primo ha fatto uno studio serio ed approfondito delle allucinazioni e ha illuminato questo fenomeno, il più interessante forse, di tutti quelli che l'alienazione mentale presenta.

Percorrendo la via che il maestro aveva tracciato, alcuni medici, in maggioranza suoi allievi, hanno orientato la loro attenzione al medesimo scopo. Il campo delle allucinazioni è stato riguardato in tutti i sensi. Tra questi, anch'io, già nel 1841, ho affrontato la questione del trattamento di questa lesione.

Qui, ci proponiamo di studiare le allucinazioni da un punto di vista che non è stato, e aggiungiamo che non ha potuto essere, quello di coloro che ci hanno preceduto. Ciò non mette affatto in discussione il talento e l'abilità di cui la maggioranza ha dato chiare prove, nelle opere pubblicate, ma essi erano sprovvisti dei mezzi d'investigazione necessari.

Questo punto di vista, del resto, è identico a quello con cui abbiamo indagato precedentemente i principali fenomeni del delirio; è la patogenia delle allucinazioni, vale a dire le condizioni psico-cerebrali, il meccanismo in virtù del quale questo fenomeno si produce.

In questi tempi che privilegiano l'osservazione pura ci si è accontentati del fatto esteriore, apparente, e per così dire del fatto patologico materiale, senza risalire al di là, senza preoccuparsi del fatto patogenico, senza dubbio perché lo si credeva inaccessibile (come in effetti era) a tutte le specie di osservazione diretta, positiva. Si azzardava appena qualche congettura, alla quale, del resto, ci si guardava bene dall'attribuire la minima importanza.

Riguardo al fenomeno, si sono poste in luce le circostanze fisiche o morali nelle quali o con le quali si è sviluppato, o almeno si è mostrato per la prima volta. Si è fatto di queste circostanze la fonte mutevole delle allucinazioni, le cui cause si sono trovate così moltiplicate all'infinito come i mille episodi cui il caso, spesso, le ha rapportate.

L'origine prima, la causa essenziale delle allucinazioni è una, invariabile, sempre identica a se stessa. Essa risiede in uno stato particolare dell'organo intellettuale; è sviluppando questo stato che una gran quantità di agenti interiori ed esteriori, fisici e morali, possono divenire la causa, ma la causa puramente fortuita, indiretta, delle allucinazioni; senza ciò, questi agenti, quali che siano, sono radicalmente impotenti.

È necessario nominarla questa causa essenziale? È quella di tutti i fenomeni morbosi dell'intelletto: l'eccitazione.

Esaminiamo anzitutto le allucinazioni a partire dai dati che ci fornisce l'osservazione intima.

Man mano che l'azione dell'hachisch si fa sentire più vivamente, si passa insensibilmente dal mondo reale ad un mondo apparente, immaginario, senza perdere, tuttavia, la coscienza di se stessi; in forza della quale si può dire che si opera una sorta di fusione tra lo stato di sogno e lo stato di veglia; *si sogna da svegli.* Prendiamo queste parole nella loro accezione più rigorosa, perché esse sono ricalcate, per così dire, sul fatto stesso che esprimono.

Abbiamo già, e anche a più riprese, parlato di questa fusione dei due stati che sembrano escludersi l'un l'altro. Abbiamo avuto cura di dire come bi sognava intenderla, e ciò che essa era in realtà, secondo ciò che c'insegna il senso intimo. Vale a dire, più apparente che reale, ma tale che, tuttavia, senza un'estrema sagacia sviluppata dall'abitudine, un'attenzione forte ed intelligente, non si può evitare di crederla completa, assoluta, e confondere tra loro i fenomeni propri della vita reale e quelli della vita immaginaria.

Non temiamo d'insistere troppo su questo fenomeno psicologico perché, veramente, tutta la questione è qui; perché è il fatto dominante di tutta la patologia mentale; perché riassume tutte le sfumature, tutte le varietà del delirio, comprese quelle di cui ci dobbiamo occupare.

Del resto, non sarà difficile trovare numerose tracce di questo fenomeno nello stato fisiologico. Esso si palesa, ad esempio, e anche in modo piuttosto chiaro, in quello stato di sogno incompleto in cui conserviamo abbastanza coscienza di noi stessi da sapere che stiamo sognando, in cui subiamo l'influenza delle creazioni della nostra immaginazione, benché non c'inganniamo sulla loro natura reale, proprio come quei folli che hanno piena coscienza del loro delirio, quando cedono ai suoi impeti più fantastici e bizzarri.

Alcuni giorni fa ho avuto, senza dubbio a causa delle mie solite preoccupazioni, l'occasione di studiare su me stesso un fenomeno di questo genere. Avevo lavorato molto durante la notte. Dopo qualche ora di sonno calmo e profondo, mi svegliai un po' affaticato. Avendo visto l'ora, mi disposi a dormire nuovamente. I miei pensieri, allora, si portarono da se stessi, vale a dire per legami associativi di cui non avevo coscienza, su un mio amico che era venuto a trovarmi durante il giorno. Non potei difendermi da una gran quantità di prevenzioni assurde che mi venivano sul suo conto, di supposizioni che non avevano alcun genere di fondamento.

Cercai di combatterle: impossibile. Sprofondavo sempre più nelle mie prevenzioni. Mi domandai se ero ben sveglio, se non stavo sognando. Per assicurarmene, mi misi a sedere, mi stropicciai gli occhi, pronunciai qualche parola ad alta voce. Tutto ciò fu inutile, non riuscii a sbarazzarmi, e ciò per circa un'ora, delle idee stravaganti di cui ero vittima. Quando venne il giorno, e dopo aver dormito ancora due o tre ore, non potei concepire come avessi potuto prendere così sul serio ciò che, nella nuova situazione, mi sembrava assai chiaramente un gioco della mia immaginazione.

Una signora di mia conoscenza mi diceva che le capita frequentemente di trovarsi in uno stato particolare che è contemporaneamente di sonno e di veglia. Un mattino, ella venne sorpresa nel corso di un sogno dall'entrata di due cameriere nella sua stanza; il sogno le piaceva, ci teneva a non interromperlo. Ebbe il pensiero di rimandare indietro le domestiche, ma non lo fece, persuasa che, se parlava, il suo sogno sarebbe subito cessato. Continuò dunque il suo sogno, benché intendesse perfettamente ciò che dicevano le domestiche, e malgrado il rumore che esse facevano aprendo le persiane e rassettando la stanza.

Le cause a cui sono dovuti i fenomeni di cui abbiamo citato due esempi sono poco persistenti nella loro natura; poiché basta poco a distruggerne l'effetto. La più lieve impressione venuta dall'esterno è sufficiente per far cessare lo stato di semi-sonno, e mettere in fuga tutti i vani fantasmi da esso generati.

Ma ammettiamo che queste stesse cause siano più energiche, che esse siano dovute ad un'azione più duratura e inaccessibile alle influenze esteriori; non è forse evidente che i fenomeni che ne risulteranno avranno allora una maggiore durata, e che i due stati di sogno e di veglia si troveranno così a esistere simultaneamente?

È ciò che accade nell'hachsich e, al massimo grado, nell'azione delle cause ordinarie della follia.

Una sera ero in un salone, al centro d'una riunione di amici intimi. Si era fatta della musica, e ciò aveva contribuito potentemente ad esaltare tutte le mie facoltà. Venne un momento in cui, non so bene perché, tutte le mie idee, tutti i miei ricordi, mi riportarono in Oriente.

Parlavo con entusiasmo delle terre che avevo percorso, raccontavo con un'incredibile quantità di parole alcuni episodi del viaggio che mi avevano impressionato. Riferendo della mia partenza dal Cairo per l'Alto Egitto, m'arrestai di colpo e gridai: «Udite, udite! Ecco che sento ancora la canzone dei marinai che remano sul Nilo: *Al bédaoui, al bédaoui!*» Poi ripetei questo ritornello così come facevo a quei tempi.

Era un'illusione in tutta l'accezione del termine, poiché sentivo realmente e distintamente[4] i canti che avevano così spesso colpito le mie orecchie. Era la prima volta che provavo questo fenomeno in modo così netto, nitido e, malgrado il disturbo delle idee che sembravano turbinare nella mia testa, m'applicai a studiarlo con la maggior esattezza possibile.

Volli anzitutto provocare altre allucinazioni portando la mia attenzione su altre idee, evocando altri ricordi. Ciò mi fu impossibile; ero costantemente riportato, e mio malgrado, verso lo stesso soggetto; ma l'allucinazione era cessata, benché la catena dei ricordi ai quali essa si collegava fosse stata rinnovata.

Essa non aveva lasciato nel mio spirito che la reminiscenza fuggevole di un sogno e, tra questa reminiscenza e l'impressione in sé, non percepivo differenza se non per il grado d'intensità. Ho sognato di sentire; ho sognato che sentivo; ho creduto di sentire; ma la convinzione era quella piena ed intera di star sognando. Questa era la risposta che davo a me stesso, quando, scrutando il fondo del mio pensiero, cercavo di rendermi conto di ciò che avevo provato.

Sognai dunque: ciò risulta dalla testimonianza più chiara, più precisa, della mia coscienza intima; ma, nello stesso tempo, – è questo ancora un fatto garantito dalla stessa autorità – conservai i miei rapporti ordinari con tutto ciò che mi circondava; la miglior prova è che risposi con presenza di spirito alle domande che mi vennero rivolte in merito ai canti che dicevo di sentire.

Ho avuto più volte occasione di assicurarmi che erano impressioni di questa natura quelle che provavano altri allucinati, sia a causa della coscienza del loro stato, che non li abbandonava mai completamente, sia per il modo in cui essi rendevano conto di queste stesse impressioni: «Sognavo ciò che vedevo, sognavo di sentirlo e, tuttavia, sapevo perfettamente dov'ero, chi era vicino a me, etc. È incredibile, è incomprensibile!»

L'idea che mi sono fatto della patogenia delle allucinazioni non mi si è presentata, all'inizio, così netta e precisa come la sto esprimendo. Sono state necessarie numerose esperienze per eliminare le incertezze e dissipare errori simili a quelli in cui cadono gli alienati che hanno perso la coscienza della loro situazione, o che sono incapaci di analizzare il loro stato mentale.

Molte volte, quando l'eccitazione non era molto viva, il rumore, le voci che avevo sentito m'erano sembrate risuonare nella mia testa; ma non era che un'impressione estremamente vaga. Altre volte mi persuadevo, o piuttosto ero portato a credere d'esser stato io stesso a parlare e che sentivo parlare; questo errore si dissipava subito non appena mi mettevo a parlare realmente. È così che accade in stato di sogno: sono i nostri stessi pensieri, quelli che esprimiamo e ai quali rispondiamo quando nei nostri sogni conversiamo con altre persone; sono diverse impressioni ricevute anteriormente che si riproducono, che associamo, che combiniamo in tutti i modi; ma tutti questi fenomeni derivano essenzialmente dallo stato di sogno, e non bisogna confonderli con un altro fenomeno che consiste nell'intendere delle voci, un rumore qualunque senza che le facoltà intellettuali abbiano subìto alcuna specie di modificazione, se non identica almeno analoga a quella che genera i sogni. Vi è tra queste due specie di fenomeni tutta la distanza che c'è tra la veglia ed il sonno.

Un giorno, avevo trascorso nove o dieci ore in uno stato di eccitazione assai vivo. Le illusioni e le allucinazioni erano state numerose; ma non ero nello stato adatto ad affrontarle nel modo migliore a causa dei segreti terrori (era la seconda o terza volta che sperimentavo) che ottenebravano in parte la mia libertà di giudizio. L'accesso volgeva al termine, ero arrivato a quel momento di semi-eccitazione, di calma accompagnata da rilassamento, che segue tutte le eccitazioni un poco intense. Ero tranquillo e non provavo più, come prima, il bisogno di sfogare in un flusso di parole le idee che ribollivano nel mio cervello. Ero, del resto, perfettamente sveglio, e niente di ciò che accadeva nella stanza in cui ero mi sfuggiva. In un momento, mi sorpresi ad ascoltare come un brusio confuso di voci che parlavano tutte insieme e con lo stesso tono. All'inizio credetti che questo brusio provenisse dalla stanza vicina, ma essendomi assicurato che così non era, e che ero solo in quel momento, mi stesi nuovamente sul divano. Il brusio ricominciò quasi subito. Questa volta non ne fui più così completamente soggiogato, e acquisii la convinzione che avevo sognato, ma sognato da sveglio.

Del resto, questo è un fenomeno che si presenta abbastanza di frequente nello stato ordinario. Non succede forse, in effetti, che veniamo svegliati di colpo da voci che sentiamo in sogno? E queste voci non sono forse impressionanti come se fossero reali, al punto che siamo obbligati a riflettere qualche istante per assicurarci che stavamo sognando?

Supponiamo adesso che questo fenomeno si rinnovi ad intervalli più o meno ravvicinati, e che noi godiamo, in questi intervalli, d'una perfetta lucidità; avremo così un'idea di ciò che succede nell'hachisch e negli altri disturbi intellettuali dove si presentano allucinazioni.

Abbiamo parlato sin qui delle allucinazioni relative all'udito; la nostra riflessione si applica egualmente a quelle della vista. Sono due fenomeni di identica natura, vale a dire dei semplici disturbi d'uno stato di sogno.

Un giovane francese, entrato da poco tempo al servizio del sovrano d'Egitto, rimpiangeva vivamente il suo paese e manifestava certe tendenze alla nostalgia. Prese dell'hachisch, che gli avevano detto essere un rimedio potente contro la preoccupazione che lo dominava. Successe il contrario: ebbe allucinazioni orientate piuttosto ad accrescere che non a diminuire i suoi rimpianti. Gli occhi fissi sulla parete bianca e perfettamente nuda della sua stanza, vedeva la sua casa di campagna, i viali, il giardino; sua madre e sua sorella vi passeggiavano e l'invitavano a raggiungerle, gli rimproveravano la sua assenza, etc.[5]

Le allucinazioni della vista, per concludere, non possono avere un carattere più netto.

NOTE

1. Gli autori hanno generalmente confuso queste due condizioni essenziali, ma perfettamente distinte delle illusioni, hanno visto la loro origine nella natura stessa delle sensazioni morbose sotto cui si presentano. Le caratteristiche delle illusioni sono variabili ed infinite come i nostri ricordi e le creazioni della nostra immaginazione; la loro causa prima, che è quella di tutti i disordini intellettuali, è essenzialmente invariabile. Torneremo più avanti su questo concetto.

2. Questa illusione – che ci permette di fare, per adesso, una nota che sarà sviluppata ulteriormente in seguito – aveva molti aspetti in comune con l'allucinazione, poiché l'immagine spariva quasi subito quando la mia attenzione si fermava, benché fuggevolmente, sull'oggetto esteriore; essa era viva, al contrario, perfettamente netta, quando si offriva solo al mio spirito, quando i miei occhi erano rivolti da un'altra parte. Così dunque questa immagine aveva, a momenti, un'esistenza isolata ed indipendente dalla causa che l'aveva tracciata dapprima nel cervello. E quindi l'illusione non diventava forse una vera allucinazione?

3. Ho omesso di dire qual'era stato il punto di partenza di questa illusione. Essendo convalescente d'una febbre tifoide grave (nel 1825) mi sopravvenne un rigonfiamento edematoso della gamba destra, che si dissipò molto lentamente, malgrado le cure del mio illuminato maestro, Bretonneau. Dopo di allora, l'arto non è mai ritornato completamente normale, e ha conservato un volume che eccede, benché in modo poco evidente, quello sinistro. Risentendo di una specie di crampi nel polpaccio del lato destro, vi portai le mani, e fu allora che sopravvenne la mia illusione.

4. Mi servo di questa espressione, si noti bene, solo per render il mio pensiero nel senso dell'opinione generalmente ammessa, e in un linguaggio familiare agli allucinati; conformemente alla mia opinione particolare dovrei dire "credevo di sentire, sognavo di sentire".

5. Questo fatto mi è stato riferito da Aubert-Roche.

Questo volume è stato stampato su carta palatina
delle Cartiere Miliani di Fabriano
dalla Tipografia Città Nuova della P.A.M.O.M. – Roma
nel mese di maggio dell'anno 1996

RISORSE VITALI

1. Georges Lapassade: *Transe e dissociazione*
2. Pierre Janet: *Disaggregazione, Spiritismo, Doppie personalità*
3. Marco Margnelli: *L'estasi*
4. Georges Lapassade: *Stati modificati e transe*
5. J. Moreau: *L'hachisch*

COLLANA VERDE

1. Renato Curcio, Nicola Valentino, Stefano Petrelli: *Nel Bosco di Bistorco* (IV ed.)
2. Renato Curcio: *Shish Mahal* (titolo in esaurimento richiedere all'editore)
3. Hassan Itab: *La tana della iena*
4. Nunzia Coppedè: *Al di là dei girasoli* (II ed. esaurita)
5. Pierre Guicheney: *La storia di Bilal* (esaurito)
6. AA.VV.: *Romane Krle. Voci zingare* (II ed.)
7. Giorgio Antonucci: *Critica al giudizio psichiatrico* (III ed.)
8. Renato Curcio: *La soglia* (IV ed.)
9. Simona Ferraresi: *Come il cielo* (III ed.)
10. Georges Lapassade: *Stati modificati e transe* (II ed.)
11. Fernanda Farias de Albuquerque, Maurizio Jannelli: *Princesa* (II ed.)
12. Antonella Chitò: *Angeli sulla strada* (II ed.)
13. Roberto Cestari: *L'inganno psichiatrico* (II ed.)
14. Giorgio Di Lecce: *La danza della piccola taranta*
15. Maria Rosaria Capozzi: *La bimba*
16. Nicola Valentino: *Ergastolo*
17. Renato Curcio: *Metrò*
18. Susanna Polloni: *Strade acide*
19. Stefania Paolucci: *Uno scheletro d'immaginaria bellezza*
20. Luigi Piangerelli, Stefano Ventura: *Terzo cielo*
21. J. Calandrino, L. Dolci, A. Lima, A. Palladino: *Evelina e Marcelino*
22. Oscar Simonetti: *Fra le righe della terra*

COLLANA AZZURRA

1. Nunzia Coppedè: *Al di là dei girasoli* (II ed.)
2. Stefano Grastollo: *Fiore nero* (II ed.)
3. AA.VV.: *Stelle filanti* (II ed.)
4. Thea Laitef: *Lontano da Baghdad* (II ed.)
5. Francesco Fiaccabrino: *Infected-DNR* (II ed.)
6. Giorgio Antonucci: *Contrappunti*
7. Laurence Deonna: *Mio figlio vale più del petrolio*
8. Paul Rougeau: *Mi uccideranno in maggio* (III ed.)
9. Paola Presciuttini: *Occhi di grano* (II ed.)
10. Edda Scozza (a cura di): *Voci indiane del Nord America* (III ed.)
11. James Weddell, Gloria Mattioni: *Guerriero Dakota* (III ed.)
12. Colleen Shirley Perry: *Mum Shirl*
13. Merima Hamulic Trbojevic: *Sarajevo oltre lo specchio* (II ed.)
14. Amel Bachiri: *Mon Algérie déchirée (Mia Algeria lacerata)*

NODI

1. Elena Rancati: *La Bosnia dentro*
2. Marcella Delle Donne: *La strada dell'oblio*
3. Maurizio Rota: *Fuori posto*

PESCIOLINI VERDI

1. Francesco De Raho: *Tarantolismo*

PROGETTO MEMORIA

1. Progetto memoria: *La mappa perduta* (II ed.)
2. Progetto memoria: *Sguardi ritrovati*

SCRIZIONI IR–RITATE

1. Primo Vanni: *Mi viense allora uno sperimento*

FUORI COLLANA

Maria Antonietta Saracino (a cura di): *Altri lati del mondo*
Giuseppe Certomà: *Il servizio sociale penitenziario tra involuzione e progettualità*

Printed in Italy